# 鸡内金的古今应用及现代研究

编 著 张晓薇

U0339453

天 津 出 版 传 媒 集 团

天津科技翻译出版有限公司

**图书在版编目(CIP)数据**

鸡内金的古今应用及现代研究 / 张晓薇编著. —天
津：天津科技翻译出版有限公司,2022.11
ISBN 978-7-5433-4207-1

Ⅰ.①鸡… Ⅱ.①张… Ⅲ.①鸡内金-研究 Ⅳ.
①R282.74

中国版本图书馆 CIP 数据核字(2021)第 272974 号

鸡内金的古今应用及现代研究

JINEIJIN DE GUJIN YINGYONG JI XIANDAI YANJIU

出　　　版:天津科技翻译出版有限公司
出 版 人:刘子媛
地　　　址:天津市南开区白堤路 244 号
邮政编码:300192
电　　　话:(022)87894896
传　　　真:(022)87893237
网　　　址:www.tsttpc.com
印　　　刷:北京虎彩文化传播有限公司
发　　　行:全国新华书店
版本记录:710mm×1000mm　16 开本　8.5 印张　160 千字
　　　　　2022 年 11 月第 1 版　2022 年 11 月第 1 次印刷
　　　　　定价:58.00 元

(如发现印装问题,可与出版社调换)

# 前　言

　　鸡内金最早记载于《神农本草经》，是家鸡的内胃膜，是物美价廉的药食两用佳品，自古以来就广受人们喜爱。鸡内金呈黄色、黄绿色或黄褐色，气微腥，味微苦。鸡内金具有消食健胃、涩精止遗、通淋化石的功效。因其药用价值极高，并被广泛应用于食物中，由此鸡内金被最早一批收录于药食同源名单中。鸡内金药源广泛，中国各地均可生产，且对产出条件要求不高。鸡内金作为可日常食用的物质，质地脆，容易碎裂，断面角质样，有光泽，但气味略微腥臭，入口苦涩。鸡内金在入药时，一般采取先炮制再入药的方法矫正气味，增强功效。生活中最常见的莫过于用鸡内金制成的鸡内金粉和鸡内金片。

　　作为药材，鸡内金功效较多，应用历史悠久，并被广泛用于轻症疾病、慢性疾病的治疗。近20年来，对鸡内金的化学成分、药理作用及临床应用的研究不断进行，随着中医药大健康的推进，更多有助于健康的药食同源食材会越来越受到重视。目前，富含鸡内金的中成药和食疗品已经大量投入市场。随着科学技术的进步，进一步研究鸡内金的功效，开发出更容易被人们方便获取和使用的材质，并用于预防疾病，对古老中医药的传承和创新都有重要意义。鸡内金作为一种广泛流传于民间的药食同源物质，收集并整理古今中外对鸡内金的各种研究，对进一步深入开发鸡内金产品具有重要意义。

　　本书汇总了当前国内外相关资料，并收集了鸡内金从古至今的临床应用，同时结合本人在鸡内金药食同源开发方面的心得，对现代研究文献进行归纳总结，旨在提供一本全面、系统的鸡内金书籍，以备相关研究人员便捷地查询和应用。在本书的编写过程中，得到了学校领导的支持和相关专家的指导，以及课题组成员佟莹莹、任艳、冯小丽等人的协助。本书的出版得到了山西省教育厅鸡内金药食同源产品成果转化项目课题经费的支持，在此表示感谢。

　　限于编者的水平有限，书中难免存在不足之处，敬请读者和专家批评、指导，以便及时更正。

张晓磊

2022 年 4 月

# 目　　录

# 第 1 章

# 鸡内金概述

鸡内金[Endothelium Corneum Gigeriae Galli(拉)]，别名鸡食皮、鸡合子、化石胆等，来源于雉科动物家鸡(Gallus gallus domesticus Brisson)的干燥砂囊内壁，即鸡的内胃膜。鸡内金始载于《神农本草经》上品丹雄鸡项下，目前为《中国药典》所收载，亦被收录于国家卫生健康委员会发布的按照传统既是药品又是食品的药食同源第一批名单(2001 年版)中。作为常用的药食两用品种之一，以及为数不多的动物源品种(阿胶、鸡内金和蜂蜜共 3 种)之一，鸡内金受到研究者的广泛关注，对鸡内金的研究和开发也一直在不断进行，且鸡内金研究的领域和研究产品也在不断扩大。

## 第 1 节　鸡内金的简介

鸡内金为常用中药，始载于《神农本草经》，记为"肶胵，裹黄皮，主泄利"[1]。它来源于雉科动物家鸡干燥砂囊内壁。将其洗净晾干可呈现为不规则卷片，厚约 2mm。表面黄色、黄绿色或黄褐色，薄而半透明，具明显的条状皱纹，质脆，易碎，断面角质样，有光泽，气微腥，味微苦，其是一种药食同源的物质[2]，全国各地均有产出，临床常用其炮制品入药。

鸡内金味甘，性平，归脾、胃、小肠、膀胱经，具有健胃消食、涩精止遗、通淋化石的功效。鸡内金主要成分为促胃液素、胃蛋白酶、淀粉酶，以及多种氨基酸等，用于消食健脾、食积不消、呕吐泻痢、小儿疳积、遗尿、遗精、石淋涩痛、胆胀胁痛等方面。古代常用的鸡内金炮制方法是炒制，炒鸡内金质地酥脆，便于粉碎，并能增强健脾消积的作用[2]。由于鸡内金有一种动物的腥味，因此有时为了改善不良气味，也可以用醋制鸡内金，而且通过醋制后鸡内金较酥脆，有疏肝助脾的作用，用于脾胃虚弱、脘腹胀满。随着时代的发展,通过对历代医案考证,也为鸡内金的作用提供了越来越多的证据。

## 一、鸡内金的来源

据《中华本草》定义,鸡内金为雉科动物家鸡的干燥砂囊内壁,即家鸡位于胃和小肠中间的消化器官最内层管壁(黄色的一层膜)。按照《中华人民共和国药典》(2010 年版)规定,杀鸡后,取出鸡肫,趁热立即剥下内壁,不要先用水洗,否则内膜很难剥离且易撕裂,将其洗净后,晾干。由于家鸡极为常见,种类也较多,全年均可采收。

## 二、鸡内金的别名

鸡内金在古代的临床应用繁多,各家医案对鸡内金的记录名称也各有不同,而且鸡内金的别名也众多。《神农本草经》中将其称为鸡毗胵里黄皮;《本草经集注》称鸡肶胵;《日华子本草》称鸡肫,内黄皮;《滇南本草》称鸡肫皮;《现代实用中药》称鸡黄皮;《新疆药材》称鸡嗉子;《山东中药》称鸡合子。拉丁名为 Endothelium Corneum Gigeriae Galli[《中医药学名词》(2004 年版)]。英文名为 inner membrane of chicken gizzard[《中医药学名词》(2004 年版)];Chickens Gizzardmembrane,Membrane of Chicken Gizzard(《中华本草》)。

# 第2节　鸡内金的性状及性味归经

## 一、性状

《中华人民共和国药典》(2010 年版)描述,鸡内金为不规则的长椭圆形的片状物,有明显的波浪式皱纹,长约 5cm,宽约 3cm,厚约 2mm,表面金黄色、黄褐色或黄绿色,老鸡的鸡内金则微黑。质薄脆,易折断,断面呈胶质状,有光泽。气微腥,味淡

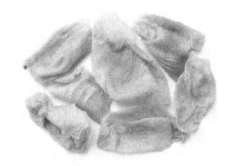

微苦。以干燥、完整、个大、色黄者为佳。《中华本草》中描述为不规则囊片状,略卷曲。大小不一,完整者长约 3.5cm,宽约 3cm,厚约 0.5cm。表面黄色、黄绿色或黄褐色,薄而半透明,有多数明显的条棱状波纹。质脆,易碎,断面色质样,有光泽。气微腥,味微苦。其中最大的区别在于厚度。

## 二、鸡内金的性味归经

不同中药词典或药典对鸡内金的性味归经有不同的描述,最常见的性味或归经有以下几种。

《中华人民共和国药典》(2010 年版):【性味】甘,平。【归经】归脾、胃、小肠、膀胱经。

《本草经疏》:【归经】大肠、膀胱二经。

《本草备要》:【性味】甘,平,性涩。

《本草再新》:【性味】味甘,性平。【归经】入脾、胃二经。

《中药大辞典》:【性味】甘,平。【归经】入脾、胃经。

《中华本草》:【性味】味甘,性平。【归经】脾、胃、肾、膀胱经。

《日华子本草》:【性味】平,无毒。

《别录》:【性味】微寒。【归经】入脾、胃二经。

从以上描述中可以看出,不同书籍对鸡内金的性味描述一致,归经范围比较广泛,这也是它具有多种药效功能的原因。

# 第 3 节　鸡内金主治

## 一、主治功效

鸡内金的功效诸多,主治的疾病范围也很广。经典的记载如下所述。

《中华本草》:鸡内金具有健脾消食、涩精止遗、消癥化石的功效。主治消化不良、饮食积滞、呕吐反胃、泄泻下痢、小儿疳积、遗精、遗尿、小便频数、泌尿系结石及胆结石、癥瘕经闭、喉痹乳蛾、牙疳口疮。

《中华人民共和国药典》(2010 年版):鸡内金具有健胃消食、涩精止遗、通淋化石的功效。用于食积不消、呕吐泻痢、小儿疳积、遗尿、遗精、石淋涩痛、胆胀胁痛[3]。

鸡内金的功效主要体现在以下几方面。

### 1.健胃消食,促进胃的消化吸收

鸡肫皮具备助消化、健胃消食、促进消化的作用,能够推动胃酸代谢,提升胃酸度及消化力,使胃肠动力功能明显加速,胃排空加快。

### 2.医治小儿疳积

鸡肫皮能够用于饮食积滞、小儿疳积。普遍用于米、面、薯、芋、肉等各种食滞症,病况较轻则只需将其碾磨服食即可。

### 3.治肾虚频繁遗尿、遗精

鸡肫皮能够用于肾虚频繁遗精、尿床。治遗精,可与茯苓、菟丝子、莲肉等同用。医治尿床,则与桑螵蛸、刺莓、益智仁等同用。

### 4.治疗泌尿系统结石和胆结石

对于胆、肾、尿道结石者,将鸡肫皮、玉米须一起煎汤服食,每天 2~3 次,连服 10 日即可。服食期内不可吃动物肝脏、白肉、鸡蛋黄。

### 5.其他

可治疗糖尿病、肿瘤、疮疡等。

以上众多种功效中,鸡内金多以治疗脾胃虚弱、脾胃失调、饮食积滞、呕吐反胃为主,其次为治疗遗精、遗尿、排石等疾患。

## 二、各家论述

由于鸡内金的应用历史深远,也是民间常用的药食同源品种,有关鸡内金的各家论述也有多种版本,现将最常见的古典书籍中各家论述总结如下。

### 1.《本草经疏》

肫是鸡之脾,乃消化水谷之所。其气通达大肠、膀胱二经。有热则泄痢遗溺,得微寒之气则热除,而泄痢遗溺自愈矣。烦因热而生,热去故烦自止也。今世又以之治诸疳疮多效。

## 2.《要药分剂》

小儿疳积病,乃肝脾二经受伤,以致积热为患。鸡肫皮能入肝而除肝热,入脾而消脾积,故后世以此治疳病也。

## 3.《医学衷中参西录》[4]

鸡内金,鸡之脾胃也。中有瓷石、铜、铁皆能消化,其善化瘀积可知。(脾胃)居中焦以升降气化,若有瘀积,气化不能升降,是以易致胀满,用鸡内金为脏器疗法。若再与白术等分并用,为消化瘀积之要药,更为健补脾胃之妙品,脾胃健壮,益能运化药力以消积也。不但能消脾胃之积,无论脏腑何处有积,鸡内金皆能消之,是以男子痃癖,女子癥瘕,久久服之,皆能治愈。又凡虚劳之证,其经络多瘀滞,加鸡内金于滋补药中,以化其经络之瘀滞,而病始可愈。至以治室女月信一次未见者,尤为要药。盖以能助归、芍以通经,又能助健补脾胃之药,多进饮食以生血也。

## 4.《神农本草经》

主泄利。

## 5.《名医别录》

主小便利,遗溺,除热止烦。

## 6.《日华子本草》

止泄精,并尿血、崩中、带下、肠风、泻痢。

## 7.《滇南本草》

宽中健脾,消食磨胃。治小儿乳食结滞,肚大筋青,痞积疳积。

## 8.《本草纲目》

治小儿食疟,疗大人(小便)淋漓、反胃,消酒积,主喉闭、乳蛾,一切口疮,牙疳诸疮。

## 9.《本草述》

治消瘅。

### 10.《本经逢原》

治眼目障翳。

### 11.《本草再新》

化痰,理气,利湿。

### 12.《医学衷中参西录》

治疟癖癥瘕,通经闭。

### 13.《陆川本草》

生肌收口。治消化性溃疡。

# 第4节　鸡内金的配伍及禁忌

鸡内金味甘,性平,归脾、胃、膀胱经。有健脾消食、消癥化石、涩精止遗、敛疮生肌的功效,为临床常用药,但鸡内金也有配伍禁忌。若使用不当,则可能变药为毒,因此,在使用时也必须对可与鸡内金配伍的中药材有一定的了解。

## 一、可与鸡内金配伍的物质

鸡内金是一种可与其他中药材配伍的药食同源物质,由于其功效广泛,与不同药效的中药材配伍会体现出不同的功效,现将最常见的鸡内金配伍方案总结如下。

### 1.鸡内金配丹参

鸡内金性味甘、平,健脾、消食,生发胃气,养胃阴、生胃津、化结石、消瘀积;丹参活血化血瘀,祛瘀生新,消肿止痛,养血安神。

《医学衷中参西录》云:"鸡内金,鸡之胃也。中有瓷石、铜、铁皆能消化,其善化瘀积可知。"《本草汇言》谓:"丹参,善治血分,去滞生新,调经顺脉之药也。"《重庆堂随笔》说:"丹参,降而行血,血热而有滞者宜之。"由此可知,鸡内金以化积为主,丹参以祛瘀为要。二药相伍,祛瘀生新,散结化积,开胃口,增食欲,止疼痛之力增强。可治疗阴虚夹滞、胃疼食少、唇红口干、舌红少津、肝脾肿大、癌症放疗后胃阴受损者。

### 2.鸡内金配白术

鸡内金性味甘平无毒,可生发胃气,养胃阴、生胃津、消食积、助消化,还可固摄缩泉、化结石;白术甘温补中,苦温燥湿,能补脾燥湿、益气生血、和中消滞、固表止汗、安胎。鸡内金善于消,白术偏于补。白术多用、久服有壅滞之弊,故与鸡内金伍用,其弊可除。二药相合,一消一补,消补兼施,健脾开胃之力更彰。治疗脾胃虚弱、运化无力、食欲缺乏、食后不消、痰湿内停、脘腹胀满、倦怠无力,或泄泻等症。

### 3.鸡内金配海金沙

鸡内金生用通淋、消石、化瘀,炒用消食开胃;海金沙利水通淋,善泻小肠、膀胱血分湿热。两药配合,能通淋化石、清热消积。治疗黄疸肿胀、胁痛、小便淋痛、尿有砂石。

### 4.鸡内金配芒硝

鸡内金甘平,可健脾消食、缩尿化石;芒硝咸寒,软坚化石,泻下通便。二药配用,一消一泻,软坚散结,清热化石之力增强。治疗尿路结石诸症。鸡内金不宜久煎,以免影响药效。

### 5.鸡内金配郁金

鸡内金善散结解郁;郁金辛开苦降,芳香透达,且性寒清热,入血以凉血破瘀。二药合用,清热凉血、散结消肿之力有加。治疗腮痛,由阳明结热所致者。

### 6.鸡内金配伍黄连

黄连可以减轻脾胃积热,消解浊毒之邪;鸡内金可以健胃补脾,化内生之浊。对于脾一泻一补,之于浊毒一解一化,标本同治,可达到治疗消渴的目的。

## 二、不可与鸡内金配伍的物质

虽然鸡内金为临床常用药,可配伍的中药材很多,但鸡内金也有配伍禁忌。因鸡内金含酶类成分,故与含鞣酸成分的中药同用时能与消化酶的酰胺键或肽键结构结合,形成牢固的氢键缔合物,从而改变其性质,使酶失去消食的功效。故地榆、石榴皮、五倍子、虎杖、狗脊、扁蓄、大黄、茶叶、儿茶、四季青、仙鹤草、侧柏叶等含鞣酸的中药不宜与鸡内金配伍使用。冲服鸡内金时,也不要同时食用富含鞣酸的柿子、苹果、茶叶、咖啡等,机制同上。鸡内金可煎服,也可研磨服,研磨服效果好,煎服易导致所含的胃激素等成分受热被破坏而失效。

## 三、鸡内金服用禁忌

鸡内金虽说是一味中药材,但更是一种常见的食材,可以与大部分中药配伍,但用量过大也会出现副作用。建议脾虚无积滞者慎用,妊娠期女性慎用。

鸡内金不能与大黄、茶叶同时服用。由于鸡内金是鸡囊的内膜,富含很多蛋白质,因此在服药期间不能吃富含鞣酸的柿子,避免形成柿子结石。在服药期间也不建议喝咖啡。另外,不建议空腹食用鸡内金,妊娠期女性慎用。

少数儿童服药后偶可见恶心呕吐、全身冷汗,但停药后可恢复。少数患者用药后见恶心、呕吐,并伴全身汗出、脸色苍白或潮红,且以小儿较多见,但停药后可恢复正常。

## 四、鸡内金用法用量

鸡内金可以单独用药,也可以和其他中药材进行配伍使用,同时它又是一种食材,因此没有什么副作用,但也不建议一次食用太多。《中华本草》中建议,鸡内金内服时:煎汤,取 3~10g;研末,每次 1.5~3g;或入丸、散。外用时:适量,研末调敷或生贴。

## 参考文献

[1]张登本.全注全译神农本草经[M].北京:新世界出版社,2009:119.

[2]龚千锋.中药炮制学[M].北京:中国中医药出版社,2003:151-152.

[3]国家药典委员会.中华人民共和国药典:一部[M].北京:中国医药科技出版社,2020:202.

[4]张锡纯著;王云凯等校点.医学衷中参西录[M].石家庄:河北科学技术出版社,1985:132-133.

# 第 **2** 章

# 鸡内金的真伪鉴别

鸡内金具有运脾消食、化坚消石、涩精止遗等功效,广泛用于食积胀满、呕吐反胃、小儿疳积、遗尿、遗精、石淋涩痛、胆腑气郁所引起的胀痛等临床病症。虽然鸡内金来源广泛且全国各地可产,但由于临床日常需要量巨大,所以市场上难免出现替用、掺假、造假的现象,严重影响其药理作用。本章将根据现有资料及历代医家在鉴定方面的经验,介绍一些鉴别鸡内金的方法,使大家在使用鸡内金时,可以快速准确地鉴别真假。

## 第1节 鸡内金简单的性状鉴别

### 一、颜色

若鸡内金为真鸡内金,则表面呈明显的黄色、黄绿色或黄褐色。但如果鸡内金存放时间过长,表面会明显偏黑。而假鸡内金在色泽效果上无较大差异,肉眼来看,其颜色基本一致。因此,在选购鸡内金时,一般以完整、个大、金黄色、皮厚、无杂质为佳。若假鸡内金仿造这一特性,大多数以统一的黄色出现在市场上,因此选购时可以观察成堆鸡内金是否具有颜色差异。若无颜色差异且成色相差无几,则可能为假鸡内金。

### 二、形态

真鸡内金形状不规则,且多数为长椭圆形的囊形片状或卷片状,略卷曲。大小不一,完整者长约 3.5cm,宽约 3cm,厚 1~2mm,而且是有非常明显和清晰的纵横条状纹路,这些纹路都是不规则的。而假鸡内金形状则比较相似,厚度较真鸡内金成品略厚。虽然假鸡内金条纹也比较明显和清晰,但是纹路都具有显著的规律性,且宽度都差不多。因此,形状和纹路也可以作为区别真假鸡内金的一种方法。

## 三、断面

对于真鸡内金来说,质地轻脆且容易破碎,用手掰断真鸡内金时还可以感觉到一定的韧性存在,将断面放置到灯光下面时,可以观察到断面呈胶质状,而且会泛出淡淡的光泽。而假鸡内金虽然也非常脆,却容易出现碎渣,掰断之后不会感觉到韧性的存在,而且放置于灯光下时,断面也是没有光泽的。

## 四、浸泡

因为真鸡内金来源于家鸡的干燥砂囊内壁,所以用水浸泡时不易出现破烂现象,经水浸泡,水澄清,无渣。因为假鸡内金多数是用淀粉或者面粉煮熟后制作而成的,在遇到水之后就会比较容易出现变烂的状况,故可以用此方法区分鸡内金的真伪。

# 第2节　鸡内金与鸭内金、鹅内金的鉴别

## 一、成分区别

鸡内金为禽类动物的囊内膜,同类禽类的相同部位都有相似的功能,故鸭内金、鹅内金均具有消除积滞、强健脾胃的功效,有些地方也有将鸭内金、鹅内金当作鸡内金来应用于临床治疗的习惯。但《中国药典》并未收录鸭内金、鹅内金的使用方法及药用价值。也曾有科学工作者对鸭内金、鹅内金以及鸡内金三者化学成分进行试验研究,结果发现,三者化学成分无较大差异,表现为:鸭内金、鹅内金、鸡内金均含18种氨基酸,含量也相近,但鸭内金、鹅内金的游离和水解的赖氨酸、谷氨酸含量均高于鸡内金,且鸭内金、鹅内金与鸡内金的微量元素也基本相近。吕武清[1]通过实验发现,鸭内金、鹅内金淀粉酶的活力明显高于鸡内金,鸭内金蛋白酶的活力是鸡内金的3倍,是鹅内金的3倍。鸭、鹅、鸡内金的微量元素组成一致,其中钙含量都高于800μg/g,铁含量分别是鸡内金295μg/g、鸭内金245μg/g、鹅内

金 446μg/g,可见鹅内金的铁含量最高。而铬元素只在鸡内金中有,鹅内金、鸭内金中均未检测出铬元素。因此鸭内金、鹅内金消食化积的功效和药用资源有待于进一步临床观察,并进一步研究。

根据现有文献,将鸡内金、鸭内金、鹅内金的区别总结如下。

### 1.鸡内金

(1)来源:雉科动物家鸡的干燥砂囊内壁。

(2)性状表现:呈不规则囊片状或卷曲状,完整者长约 3.5cm,宽约 3cm,厚约 2mm。表面呈黄色、黄绿色或黄褐色,薄而半透明,可明显观察到多数条棱状皱纹,呈波浪形。质地轻脆易碎,断面呈角质样,有光泽。气微腥,味微苦。

(3)功效:健胃消食,可用于食欲缺乏、呕吐反胃、小儿疳积、遗尿、遗精、石淋涩痛、积滞腹胀等临床病症。

(4)用法用量:煎服,3~10g;研末服,每次 1.5~3g。研末服效果比煎服好。

### 2.鸭内金

(1)来源:鸭科动物家鸭砂囊的角质内壁。

(2)性状表现:呈类圆形蝶片块,相比于鸡内金略微较厚,表面为黑绿色或紫黑色,有皱纹,质松,断面角质,气微腥,味微苦。

(3)功效:可用于治疗诸物哽喉、噎膈(即食物吞咽受阻,或食入即吐)、反胃、食积胀满等症。

(4)用法用量:研末 1.5~3g。

### 3.鹅内金

(1)来源:鸭科动物家鹅的砂囊角质内壁。

(2)性状表现:呈圆片状或破碎的块片,直径约 3cm,厚约 1mm,表面呈黄白色或灰黄色,平滑,无光泽,边缘略向内卷,边上有齿状短裂纹,质地坚硬,脆而易碎,气味偏腥。

(3)功效:健脾止痢、助消化。

(4)用法用量:4.5~9g。

## 二、现代技术的鉴别

随着分析技术的不断进步,鸡内金质量检测及鉴定方法呈现多种方式。主要有电泳检测法、DNA 序列分析技术、PCR 扩增法、原子吸收光谱法、高效液相色谱法、滴定法、GC-MS 分析法及紫外分光光度法。这些方法有着不同的用途且各有利弊。

## 1.电泳法

电泳法是一种常用于分离和鉴定蛋白质的技术,电泳检测技术有多种不同形式,包括高效毛细管电泳检测、SDS 聚丙烯酰胺凝胶电泳法、双向电泳检测等。许重远[2]等对鸡内金及其混淆品采用高效毛细管电泳(HPCE)法对药材中酸性、中性和碱性蛋白进行电泳分析。电解缓冲液为 150mmol/L 硼酸盐溶液(pH 值 8.5);电压为 20kV;温度 20℃;紫外检测波长 200nm;重力进样 5 秒。结果证明,鸡内金与其混淆品之间蛋白质 HPCE 图谱有明显的差异, 可有效地区分鸡内金与混淆品。结果显示,鸡内金与混淆品提取液的电泳图谱均存在显著差异,可作为中药鸡内金与其混淆品的鉴别方法。金伶佳、贾天柱[3]采用 SDS 聚丙烯酰胺凝胶电泳测定法对鸡内金及其炮制品的电泳进行研究,测定并比较不同炮制品的电泳图的谱带数目和种类,结果发现,鸡内金不同炮制品的电泳谱带数目和种类均不相同,从而为鸡内金的鉴定和质量检测提供了理论依据。张晓薇[4]用电极缓冲液超声提取鸡内金样品中的蛋白质,采用不连续 SDS-PAGE 法对不同生长阶段、不同性别的鸡内金及混淆品鸭内金、鸽内金进行鉴别发现,用不连续 SDS-PAGE 法测量出的图谱可以鉴别出鸡内金,还可判断出鸡内金的性别和生长阶段,结果发现,实验谱带清晰,重现性好,可作为鉴别鸡内金和鸭内金的可靠方法。

## 2.特异性 PCR 扩增法

蒲婧哲等[5]根据鸡、鸭、鹅的 12S 序列差异,设计成优化物种特异性 PCR 鉴别引物,使用优化的特异性 PCR 方法对鸡内金、鸭内金、鹅内金样品进行 DNA 分子鉴别。结果发现,在 PCR 退火温度为 55℃、循环次数为 30 次的条件下,所测的市场上鸡内金饮片均被检出约为 273bp 的特异性扩增条带,混伪品鸭内金和鹅内金均无相应扩增条带;当使用鸭和鹅鉴别引物时,均未检出相应的扩增条带。得出的结论为位点特异性 PCR 方法能够快速准确地鉴别出鸡内金真伪品。中国科学院昆明动物研究所的王建云等[6]利用 DNA 提取技术, 从鸡内金、鸭内金中提取 DNA,通过 PCR 反应将扩增后的 DNA 用双脱氧链终止法测序,所得到的结果证明,鸡内金的 DNA 序列和鸭内金的 DNA 序列有明显差异,以此能准确区分鸡内金和鸭内金。

### 3.红外色谱法

钟秀枝等[7]用红外光谱对鸡内金、鸭内金、鹅内金进行了检测,结果显示,不同鸡内金的红外吸收峰值和图谱特征各不同,可以作为其鉴别方法,而且红外检测方便、快捷。王宝庆等[8]利用傅立叶红外光谱技术进行检测,用鸡内金标准品和不同炮制品的红外检测和谱图对比分析,通过对 FT-IR 谱图的分析,以及对鸡内金一维红外图、二阶导数对比谱图及其稳定性检测结果分析,表明红外检测可为鸡内金及其相关食品质量标准提供重要依据。

# 第 3 节　鸡内金的掺假增重现象

由于鸡内金有很好的消食化积、化坚消石、涩精止遗等功效,其在民间被广泛应用。而现在市场上禁止宰杀活鸡,所以购买现场屠宰的鸡内金比较困难,这就给很多投机分子提供了掺假和增重的机会。目前,市场上鸡内金掺假、加重现象方法很多,手段高明,主要方法如下所述。

# 一、掺假加重

## 1.掺杂鸭内金[9]

鸭内金为鸭科动物家鸭(Anas domestica L.)砂囊的角质内壁,与鸡内金外形类似,但多呈碎片,为圆形碟片状,较鸡内金厚 1~3mm,表面呈黑绿色或紫黑色,无光泽,棱沟皱纹较少,质松。掺假加重的方法大多为直接混入鸡内金中,因鸭内金色泽较鸡内金绿或黑,故也有将其用硫黄熏白,或者用其他漂白剂漂白后,加入黄色颜料染色,晒干后再混入鸡内金中以增重。虽然上述掺重现象非常普遍,但因鸡内金与鸭内金的性状、鉴别特征有明显区别,故多加注意仍较易区分。

## 2.掺杂鹅内金

鹅内金为鸭科动物鹅(Anser domestica Geese)的干燥砂囊,为圆片状或破碎的块片,直径约 3cm,厚 1~1.5mm,完整者较大,长 7~10cm,表面黄白色或灰黄色,平滑,边缘略向内卷,边上有齿状短裂纹。质坚而脆,掺假加重的方法为直接混杂于鸡内金中,很容易与鸡内金区别。

由于从性状、断面和光泽度较容易鉴别鸡内金、鸭内金和鹅内金，但如果加工成粉末就很难进行鉴别，因此在使用时最好选择原生态的鸡内金。

# 二、制假加重

由于鸡内金的临床需求量较大，一些不法商贩为了追求利益打起了鸡内金的主意，造成目前市场上鸡内金制假、掺假、加重等现象，且方法甚多，手段高明，造成治疗效果不佳，甚至会加重病情。常见的制假方法有以下几种[9]。

### 1.掺砂鸡内金

鸡内金经过砂烫炮制后，常出现不将细砂筛净以增加净重的现象，虽然极其容易发现，但这种现象仍然存在。

### 2.浸水鸡内金

将鸡内金浸泡于清水后，暴晒使其表面迅速干燥，可使其内部残留大量未挥发水分以增加鸡内金的重量。

### 3.浸醋鸡内金

醋制鸡内金与浸醋鸡内金的区别在于，醋制鸡内金是将生鸡内金炮制后喷醋加以使用；而浸醋鸡内金则是将鸡内金浸泡于醋中，捞出后暴晒使其表面迅速干燥，但内部仍含有大量醋，以增加重量。

### 4.用粉皮等制成的"鸡内金"

其制作的方法与加工粉皮大致相同，只是在制造过程中加入黄色染料和其他一些物质粉末，并在最后定型时用特制的模子制成鸡内金样。粉皮的加工原料有豌豆、绿豆和红芋粉等。此法制成的伪品色泽鲜艳均匀，较鸡内金硬且脆。另外，用清炒烫法炮制时，易起泡。

### 5.用蛋白肉等制成的"鸡内金"

其制作方法与加工蛋白肉的方法相似，只不过在加工过程中加入其他一些其物质和黄色颜料，并在最后定型时用特制的模子压制成鸡内金样。用此法制成的"鸡内金"通体色泽鲜艳一致，不呈半透明状，质柔韧，不易碎和折断，断面不呈角质状，无光泽。较易与鸡内金区别。

　　大部分鸡内金增重均会采用以上 5 种方法,购买时需仔细察看,并称量其重量,真鸡内金质地轻且脆,若发现所购买鸡内金较重,则可能为增重鸡内金。

# 第 4 节　不同品种鸡的鸡内金鉴别

　　鸡内金作为鸡的囊角质内壁,与鸡的品种有一定关系。现代家鸡常饲养杂交,品种繁多,从而在形体大小、毛色上形成差异。目前,市场上常用的家鸡主要有两种,分别为蛋用型鸡和肉用型鸡。针对不同用途的家鸡,其鸡内金在品质、药理作用等方面是否存在差异?有学者通过实验对其进行了探讨[9],通过对二者消化系统的药理作用及化学成分进行比较,实验结果表明,两种鸡内金除对胃蛋白酶分泌呈相反作用外,其他药理作用基本一致,均能增强小肠蠕动,抑制胃排空,促进胃液、胃酸分泌。而蛋用型鸡的鸡内金偏强些,对消食有利,但差异不明显。氨基酸测定结果显示,两种来源的鸡内金都含有 17 种氨基酸,尤其含可治疗消化不良和食欲缺乏的赖氨酸、谷氨酸和甘氨酸。二者比较,蛋用型鸡的鸡内金氨基酸及氮含量偏高。

# 参考文献

[1]吕武清,马珠.鸭、鹅、鸡内金化学成分比较研究[J].中药材,1992,(1):14-16.

[2]许重远,张焜,李亦蕾,等.高效毛细管蛋白电泳法对鸡内金和穿山甲的鉴别[J].解放军药学学报,2007,(06):464-466.

[3]金伶佳,贾天柱.鸡内金及其炮制品的电泳比较[J].辽宁中医药大学学报,2010,12(10):185-186.

[4]张晓薇.鸡内金及其混淆品的电泳图谱鉴定[J].山西中医学院学报,2018,19(3):33-35.

[5]蒲婧哲,张亚中,朱夜琳,等.基于物种特异性 PCR 方法的鸡内金真伪鉴别[J].中国实验方剂学杂志,2019,25(17):142-147.

[6]王建云,王文,宿兵,等.DNA 序列分析技术鉴定鸡内金的方法学研究[J].中国药科大学学报,1996,27(8):471~475.

[7]钟秀枝,王从义.红外光谱法鉴别鸡,鸭,鹅内金[J].中药材,1996,19(9):452-452.

[8]王宝庆,练有杨,杨娜,等.药食同源鸡内金的红外检测研究[J].哈尔滨商业大学学报,2018,6(3):271-276.

[9]蒋秀红.鸡内金及其掺伪品的鉴别[J].职业与健康,1999,15(6):58.

[10]刘玉红.蛋用鸡、肉用鸡鸡内金的比较研究[J].山东医药,1999,18(3):45.

# 第 **3** 章

# 鸡内金的炮制工艺探讨

鸡内金由新鲜鸡肫(也称鸡胗)剥下的内壁洗净干燥后所得。其呈不规则卷片状,质脆易碎,断面呈角质样,有光泽,气微腥,味微苦。因鸡内金口感欠佳,古今医者在将鸡内金入药时多将其炮制以减轻异味,提高药效。鸡内金的记载最早可见于《神农本草经》。其炮制方法在后世医书中也见有记录。《中国药典》共收录清炒(焦鸡内金)、砂炒、米醋作辅料清炒(醋鸡内金)三种鸡内金的炮制方法。现代鸡内金的炮制方法则在古法的基础上进行了改进与发展。因炮制工艺差别,鸡内金药效和临床应用也大不相同。本章内容主要从古代炮制工艺、现代炮制工艺及其比较,以及鸡内金的鉴别方法方面进行概述。

## 第1节 鸡内金的古代炮制工艺

鸡内金的最早记载可见于中医四大经典著作之一《神农本草经》上品的丹雄鸡项下,原文著有"肶胵,裹黄皮,主泄利"字样,意为"鸡肶胵,表面呈黄色,主治痢疾",可见汉代时便已对鸡内金的功效有所了解,但此时并未提及鸡内金相关的炮制方法及详细炮制工艺内容。直到南齐时(公元479—502年,南北朝时期南朝第二个朝代)龚庆宣所著《刘涓子鬼遗方》才出现鸡内金的炮制方法记载,而这也是关于鸡内金的最早加工方法"㕮咀"的记载。㕮咀(fǔ jǔ),中医用语,指用口将药物咬碎,以便煎服,后用其他工具切片、捣碎或锉末,但仍用此名。与其同一时期由姚僧垣(公元499—583年)所撰写的《集验方》则有"烧存性"的描述,其文:"治尿床方。用鸡一具,并肠烧存性,服之,男雌女雄。""烧存性"是中药炮制方法之一,是把药烧至外部焦黑、里面焦黄为度,使药物表面部分炭化,里层部分还能尝出原有的气味,说明此时已出现早期加工方法"烧制法"。但唐朝以前,由于鸡内金的炮制方法记载甚少,古人临床应用时大多为"烧制法"。如《备急千金要方》:"治反胃,食即吐出,上气:鸡肶胵烧灰,酒服。"直到唐朝,鸡内金的炮制方法才出现进一步的发展,分别为:①"煮汁",即药物和水熬成汁液;②"治下筛",指将一种或几种药材进行焙干、碾细等,再通过筛得到细面的一种中药方法;③"蒸",指把经过调味后的食品原料放在器皿中,再置入蒸笼利用蒸汽使其成熟的过程,也可指一种中医传统的治疗方法;④"捣",指用棍子等的一端撞击或捶打药材;⑤"暴干",指将药材放在日光照射的地方,使其接受阳光暴晒慢慢变干;⑥"阴干",即将药材放在透风而日光照不到的地方,使其慢慢变干;⑦"熬",把药材等加适量水并放在文火上煮至所需状态即可;⑧"炙制",即将净选或切制后的药物,加入一定量的液体辅料拌炒的炮制方法。根据所加辅料不同,分为酒炙、醋炙、盐炙、姜炙、蜜炙和油炙 6 种方法。及至宋朝,鸡内金发展达至鼎盛时期,主要有焙(《博济方》)、热炒制(《三因极一病证方论》)、蜜炙(《圣济总录》)、炙制(《太平圣惠方》)、炉制(《疮疡经验全书》)等炮制方法。此后则变化不多,明代有酒炒(《景岳全书》)、清炒(《医宗必读》)等,清代有猪胆汁浸炙(《外科大成》)等。由于古籍收录方法繁多,现代又无一个明确的理化标准,故各省对鸡内金的炮制各行其法[1]。

# 第 2 节　鸡内金的现代炮制工艺

　　鸡内金来自家鸡鸡肫,因家鸡对生活环境要求低,全国各地均有饲养,所以鸡内金来源极其广泛。但因鸡没有牙齿,必须依靠吞食小石子储存在鸡肫内帮助消化,所以味微腥臭,且服用时带有苦味,为矫正其气味,改善药品口感,鸡内金多以炮制品入药,常用于治疗食积停滞、小儿疳积等症。作为中医的一种常用中药,古今医者对鸡内金药理作用的掌握以及临床应用方法了解甚广。但在鸡内金炮制的过程中,由于炮制工艺不同,会导致鸡内金炮制成品的色泽、药效出现差异。在炮制过程中,若操作不当将严重影响炮制效果,降低鸡内金的药用价值。自历代医典有所记载以来,收录方剂繁多,炮制方法众多,且现代对鸡内金用量、用法缺少明确的标准,故各地对鸡内金的炮制方法使用均有不同,如《湖南省中药炮制规范》《云南省中药炮制规范》《江西省中药炮制规范》《中药大辞典》等法定炮制标准均规定鸡内金砂炒至膨起,《浙江省中药炮制规范》则规定用清炒法,《中国药典》共收载清炒(焦鸡内金)、砂炒、米醋作辅料清炒(醋鸡内金)3 种炮制方法,《中药饮片炮制达要》规定用米醋作辅料清炒鸡内金(醋鸡内金),《宁夏中药炮制规范》规定生用,《上海市中药炮制规范》规定清炒至焦黑色[2]。各地炮制方法以清炒法、砂炒法居多,其次依次为醋炒法、炒焦、炒炭等制法。

# 一、鸡内金生用

又称生鸡内金。将鸡杀死后,取出鸡肫即鸡的胃脏,呈扁圆形,外有筋膜,内有肫皮,两侧为肫肉,立即剥下鸡肫内壁,洗净,干燥所得便为鸡内金。

味甘,性平,归脾经、胃经、小肠经、膀胱经。但因为原料产品为角质,质地坚韧且难以粉碎,所以一般很难获取有效成分,也导致鸡内金的有效利用率不高,在现代临床应用中使用较少。生鸡内金具有健脾消食、涩精止遗的功能,也长于攻积、通淋化石,通常用于泌尿系统结石和胆结石等症[3]。实验证明,生鸡内金对肝郁脾虚证大鼠的乳房形态和病理改变有很好的效果,能有效干预肝郁脾虚大鼠的乳腺增生,并可改善血流动力学,但对激素水平的影响不明显。《医学衷中参西录》记载其"中有瓷石、铜、铁皆能消化,其善化瘀积可知"。用于治疗石淋的石苇散,加入鸡内金、海金沙等药物,可以增强排石消坚的作用[4]。

# 二、焦鸡内金

## 1.焦鸡内金制法

焦鸡内金又称清炒鸡内金,将净鸡内金放置于热锅内,用中火加热,炒至表面焦黄色,取出,放凉即可。

## 2.焦鸡内金概述

焦鸡内金为鸡内金的炮制品,清炒出锅即可得其成品。气微腥,味微苦。呈不规则的卷状片,表面呈暗黄褐色至焦黄色,鼓起,质松脆,用放大镜观察,显示颗粒状或微细泡状。轻折即断,断面有光泽。炒制后质地酥脆,易于研末冲服,并能增强健脾消积的作用,减轻油腻之性及腥臭味,用于消化不良、食积不化、脾虚泄泻及小儿疳积等症。

# 三、砂炒鸡内金

## 1.砂炒鸡内金制法

取砂子置锅内,用中火加热砂子至灵活状态,投入大小一致的鸡内金,不断翻动,炒至鼓起卷曲、酥脆且呈深黄色时取出,筛去砂子,放凉。

## 2.砂炒鸡内金概述

呈不规则的卷状片,表面为灰黄色,鼓起或微鼓起,略有焦斑,质松脆,易碎。

## 3.砂炒须知[5]

(1)选砂:选砂是鸡内金炮制过程中的重要环节,对炮制后鸡内金的药品质量、药效具有较大影响。炮制鸡内金所使用的砂宜选中粗河砂,也有文献认为,河砂粗细应根据鸡内金大小而定,大块鸡内金选用较细河砂(米仁大),小块鸡内金选用较大河砂(黄豆大),可避免成品出现粘砂现象。

(2)鸡内金处理:

①坚持鸡内金来源一致的原则,由不同家鸡取得的鸡内金经过同样的炮制工艺后,炮制成品在鼓起率、颜色、气味等质量上将存在很大差异。有些鸡内金内膜厚,体积小,约为一般鸡的2/3,且出现边缘向内卷曲,折叠时,炮制成品合格率将会降低,这些问题需要引起注意。

②鸡内金取于家鸡,含有多种杂质(如鸡毛、泥沙等),使用前需将其洗净干燥,方可作炮制药材备用。此外,有些鸡内金需去除油腻。去油腻的方法为:准备50~60℃的温水,取适量食用碱(水碱比例为20:1)于水中溶解,放入鸡内金快速洗涤,捞出放入竹筛中,用清水将碱液洗涤干净,并将其干燥。若鸡内金成品洗涤干净,可提高鸡内金炮制成品质量。

③鸡内金皮薄易碎,使用前需进行分档处理,防止大小不一影响成品。炒制时,易出现小块鸡内金已经鼓起,甚至焦化,但大块鸡内金仍然未炒熟的现象,大小分档有利于鸡内金受热均匀及发泡均匀,必要时需要分锅炮制。

(3)控制砂温:炮制过程中火候把握对成品尤为重要,砂温过高,鸡内金易于卷曲、焦化、碳化,反之则易僵片。炮制时可先用武火加热(150~250℃),河砂呈滑利状态转至文火控温。炮制时,砂量以掩盖药材为宜(约为2:1)。

(4)翻动处理:鸡内金放入炒锅后,要频繁翻动使其均匀受热,避免出现焦化。

(5)出锅:鸡内金慢慢卷曲呈淡黄色时迅速出锅(2~3分钟),同时筛除热砂放凉,防止出现鸡内金烫焦易于粘砂。

## 四、醋鸡内金

### 1.醋鸡内金制法

将干净的鸡内金压碎,置锅内用文火加热,炒至鼓起,喷醋,取出,干燥。用量标准:鸡内金每 100kg 用醋 15kg[6]。

### 2.醋鸡内金概述

醋鸡内金呈不规则的卷状片,表面为褐黄色,鼓起,略有醋气,质酥易碎,矫正了鸡内金的不良气味。中医有醋制入肝的说法,故认为醋鸡内金有疏肝健脾的作用,常用于治疗脾胃虚弱、脘腹胀满等症。如治肝脾失调、消化失常、腹满臌胀的鸡胵汤(《医学衷中参西录》)。醋制法炒的鸡内金为色泽金黄、四周鼓起的小碎块,质地酥脆,气味焦香,且炒焦的鸡内金一般为生鸡内金的 2%~4%。药典规定的加醋方法是喷法,但把醋喷到温度较高的炒药锅内,醋遇热挥发,去腥效果不佳,故改为"醋拌",效果很好,操作方便、易行,有利于减轻劳动强度及保证饮片质量[7]。以其炮制品入药,可有效增强其功效,矫正其不良气味。

# 第3节　鸡内金炮制工艺改进

在炮制过程中,由于鸡内金易吸收潮气、湿气,从而引起鸡内金样品中水分含量不均匀,且易产生新的杂质,导致鸡内金出现发泡鼓起,炒制后生熟不均,炮制品颜色不一,严重时会导致鸡内金出现焦化形成粘砂的现象。科学研究者们一直在探索新的炒制方法以改进原有炮制工艺,从而更好地满足临床需要。新的技术不断出现,如采用滚筒式机械设备、利用远红外线和微波等方法,省时省力且安全有效。不断提高核心技术,细化制作流程,严格规范标准,有利于提高鸡内金的技术竞争力。

# 一、炮制前洗涤的改进

## 1.碱洗鸡内金

《中国药典》收录的鸡内金炮制法中以常用水洗净鸡内金,但炒制时易出现焦化僵生现象,色泽灰暗,影响成品药效,因此改用先以 0.6%的 36℃温碱水洗涤[8],再用清水冲洗干净,将其干燥后再进行炮制操作,即可有效除去非药用杂质,且炮制鸡内金成品质地酥脆,砂炒时发现鼓起者超过 2/3。成品外观色泽光洁,煎出量可以提高 1.6 倍。商品等级也可提高,从而提高经济效益。

## 2.远红外烤箱

在炮制过程中,鸡内金对温度的要求比较高,火候不易掌握。温度过高时,鸡内金短时间从边缘出现小泡,易卷成一团或出现碳化现象。温度过低,鸡内金会发生僵硬烫死现象,而发不起泡,都造成不符合炮制要求而浪费原料。利用远红外线及微波穿透能力强、加热速度快及灭菌效果良好的特点,改用远红外烤箱及微波炉进行鸡内金的炮制,更适合大量鸡内金的炮制[9]。具体方法为:将洗净的鸡内金置于不锈钢托盘上,均匀摊开 2~3cm,将远红外烤箱温度设为 200℃,将摊好鸡内金的不锈钢托盘置于烤箱中烘烤 5 分钟,关闭电源取出不锈钢托盘,此时鸡内金黄蓬松,无烫死片,无焦片及碳化现象,完全符合《中国药典》的炮制要求。肖林[10]对将炮制鸡内金传统砂烫法改为远红外电热恒温烘烤法进行了实验观察,选择几个不同温度为考察因素,恒温定时烘烤,以炮制后的外观性状与有效成分煎出效果为指标,与传统砂烫法进行比较,从中优选最佳烘烤条件,结果表明,以烘烤温度 260~280℃,烘烤时间 2~3 分钟的炮制效果最佳。

## 3.微波炉法

如用量较少,可采用微波加热[11]。将需炮制的鸡内金放入微波炉内,设置为高火,1.5 分钟即可达到炮制要求。应用此法炮制的鸡内金金黄蓬松,且炮制速度快,卫生方便。与传统沙烫炮制鸡内金相比,各项指标均无明显差异,但从操作上大大节约了时间,而且均匀度也比较好。

## 二、炮制辅料的改进

在砂炒鸡内金的过程中,添加不同的辅料予以炒制,可有效利用辅料本身的特性达到降低药品损失、增强药效的效果。如治疗饮食积滞时,用土作辅料,可矫正气味,增强健脾消食功效,且易于控温;治疗砂石淋证及胆石症时,用蛤粉作辅料炒制,可矫正气味,鸡内金更加酥脆,协同增效;治疗遗精、遗尿时,可用米醋作辅料,可矫正气味[12]。现将具体方法总结如下。

### 1.蛤粉炒鸡内金

将蛤粉打成细粉过筛,置锅内加热至滑利时,投入大小分开的生鸡内金,炒至鼓起时,取出,筛去蛤粉即得。

### 2.滑石粉炒鸡内金

先将适量滑石粉置于锅内,用中火加热翻动,炒至滑利状态时,投入洁净、干燥、整碎分开的生鸡内金,不断翻动,炒至鸡内金表面由深黄色变为淡黄色或焦黄色,微鼓起,发泡卷曲,质酥脆,具焦香气味时取出,筛去滑石粉即得。

### 3.盐炒鸡内金

先将适量的食盐置于锅内,用中火加热翻动,至盐水分出尽,温度升高,容易翻动时,投入洁净、干燥、整碎分开的生鸡内金,不断翻动,炒至鸡内金表面由深黄色变为淡黄色或焦黄色,微鼓起,发泡卷曲,质酥脆,具焦香气味时取出,筛去盐,冷后捣碎即得。

### 4.土炒鸡内金

将灶心土打成细粉过筛,置锅内加热至滑利(80~100℃)时,投入已经分档处理的大小均匀的鸡内金炒至鼓起时,取出鸡内金,将混合其中的土筛除干净,即得成品鸡内金。

### 5.泥灰炒鸡内金

温度较为稳定,受热比砂炒均匀,升温比砂炒缓慢,炒制温度易于掌握,避免了对鸡内金有效成分的破坏,更不会像砂炒时动作稍慢或炉火稍旺就会使鸡内金焦化和粘砂成炭[13]。本法炮制的鸡内金外观颜色黄亮,同时炉中泥灰(伏龙肝)又具有温中和胃之功,增强了鸡内金消食健脾之效[14]。

## 三、机械化炮制工艺

因鸡内金人工炒制的炒制程度掌握不一,所以炒制过程会影响鸡内金炮制品的质量及临床疗效。已有研究者从炮制设备研究入手,自制机械化炒制设备,从传热不均角度优化炒制设备结构,以可溶性蛋白为检测指标,通过监测设备内部温度的变化来探讨机械化炮制鸡内金的可行性,并建立其机械化炮制工艺。既排除了炒制过程的人为因素,又可以保证炮制品的药材质量,同时还为中药炮制现代化的研究提供了实验依据。最佳机械化炮制工艺为每 12.5g 鸡内金加砂量 500g,翻炒速度 50r/min,于 215℃炒制 120 秒。

结论:机械化炒制鸡内金的炮制品色泽均一、发泡鼓起均匀,可溶性蛋白质质量分数与传统炮制方法比较明显提高,使鸡内金药材制品质量明显提高。机械炒制的鸡内金颜色金黄,色泽均匀,质地酥脆,发泡鼓起均匀,炒焦炭化比率极低,可溶性蛋白质量分数>2.40%。与传统炒制工艺相比,其在外观形态及内在质量等方面均有明显改善,对提高鸡内金药材质量及临床药效具有重要的应用价值[15]。

# 第 4 节　炮制对鸡内金药效的影响

在现代临床应用中,常见的鸡内金有三种类型:一是生鸡内金,将鸡内金从鸡肫上取下干燥即可制得;二是炒鸡内金,取干净的生鸡内金,清炒或砂炒至鼓起所得,表面暗黄褐色至焦黄色;三是醋鸡内金,取干净的鸡内金,清炒至鼓起,喷醋,取出,干燥制得。鸡内金含胃激素、角蛋白、氨基酸以及微量胃蛋白酶、淀粉酶等。砂炒后质地酥脆,便于粉碎,可增强健脾消积的作用,用于消化不良、食积不化及小儿疳积等症。醋鸡内金质酥易碎,可矫正不良气味,有疏肝助脾的作用,用于脾胃虚弱、脘腹胀满等症。以鸡内金的炮制品入药,可有效增强其功效,矫正其不良气味,但炮制后对其理化性质、药理作用均有一定的影响。本节将根据现有资料就炮制工艺对鸡内金各方面的影响总结如下。

## 一、古法炮制鸡内金与疗效关系的记载

生鸡内金善消癥、消石。《医学衷中参西录》云其"中有瓷石、铜、铁皆能消化,

其善化瘀积可知"。《本草纲目》载:"拭净,新瓦焙脆,出火毒,为细末,先以米泔水洗疮,乃搽之。亦治口疮。"《本草害利》载:"去宿食,瓦上炙入药。"《握灵本草》载:"不炉,其性亦不发。"《医林集要》载:"小便淋沥,痛不可忍。鸡膍内黄皮五钱,阴干烧存性,作一服,白汤下,立愈。"《子母秘录》载:"鹅口白疮。鸡膍内黄皮,为末,乳服半钱,并可傅之。"《经验方》载:"走马牙疳。鸡肫内黄皮,(不落水者)五枚,焙存性,枯矾一钱,研细,搽。并治阴头疮蚀。"《窦氏外科方》治一切溃烂久不收口,"用鸡内金三个水洗净晒干,炉甘石五钱,真铅粉三钱,共研极细,加冰片二分,再研匀,入瓷罐收贮密封,每早、晚用温汤洗患处,用少许掺之"。钱仲阳治小儿疳积并伤食作泻时,"用鸡内金五个,水洗晒干,于白术二两,枳实二两,砂仁一两,俱炒燥研末,每服一钱,米汤调服"。治疗石淋的石苇散加鸡内金、海金沙等可加强排石消坚的作用。"若再与白术等分并用,为消化瘀积之要药,更为健补脾胃之妙品,脾胃健壮,益能运化药力以消积也"。可见,古籍中鸡内金制炭或研末用于治疗疮疡方面的记载较多。

炒鸡内金消食健脾并举。《本草纲目》云其能治"小儿食疟,疗大人淋漓反胃,消酒积"。治食积不化、脘腹胀满,常与山楂、麦芽、青皮同用;治小儿脾虚疳积,常与白术、山药、使君子同用。

醋鸡内金疏肝助脾。中医有醋制入肝的说法,认为醋鸡内金有疏肝助脾作用,多用于脾胃虚弱、脘腹胀满等症。

# 二、不同炮制方法对鸡内金的影响

## 1.淀粉酶及蛋白酶活力

精密称取砂炒鸡内金、醋鸡内金、生鸡内金细粉各 2g,按《中国药典》规定方法测定淀粉酶及蛋白酶活力。结果为:淀粉酶活力砂炒鸡内金为 2.59U/g,醋鸡内金为 9.61U/g,生鸡内金为 10.40U/g;蛋白酶活力砂炒鸡内金为 85.0U/g,醋鸡内金为 113.1U/g,生鸡内金为 77.3U/g。实验结果表明,鸡内金炮制后,淀粉酶的活性有所下降,但鸡内金本身淀粉酶的活性低,可能不是鸡内金的主要有效成分。可选择生内金、清炒、炒焦、砂炒、醋制这几种常用且具代表性的炮制品,通过比色法测定其中淀粉酶的比活力,比较炮制方法对鸡内金中淀粉酶比活力的影响[16]。结果平均比活力:生鸡内金为 12.78U/g,醋鸡内金为 9.266U/g,砂鸡内金为 1.86U/g,焦鸡内金为 2.30U/g,清炒鸡内金为 9.18U/g。淀粉酶比活力生鸡内金最高,醋制和清炒法较接近,砂炒法最低。李传俊[17]将鸡内金砂炒、滑石粉炒、土炒、盐炒和醋制的炮制品与生品进行了比较,生鸡内金淀粉酶活力最高,醋制鸡内金淀粉酶活力影响不大。

鸡内金蛋白酶含量高,活性强,以上几种炮制后蛋白酶的活力提高,由于蛋白酶对温度不敏感,而且在酸性环境中活力最强,故醋鸡内金蛋白酶活力高于生鸡内金。

口服炙鸡内金后,胃液的分泌量、酸度及消化力均见增高。胃运动功能明显增强,表现为胃运动期延长及蠕动波增强。由于胃蠕动增强,故胃排空也大大加快。实验结果及临床观察证明,鸡内金对各种消化不良病症是有效的。

临床应用经验报道,鸡内金用于治疗结石,以生品研末冲服为好;消食祛积以炒黄为优;止遗尿、遗精、崩中带下以炒黑为度。

## 2.炮制对微量元素和氨基酸的影响

董彩光[18]采用原子吸收分光光度计对养鸡场机械化饲养"洋鸡"和农民饲养"土鸡"的鸡内金进行炮制前后微量元素和宏量元素的含量比较分析。各取干燥样品 500g,"洋"鸡内金烘干后呈黄绿色,"土"鸡内金烘干后呈黄白色,二者外观有明显差异,很容易区分。清炒鸡内金是从生品中随机取样,用调温电炉缓慢升温,置硬炒杯中文火炒至鸡内金发泡鼓起,取出后置于烘箱中干燥,醋制鸡内金是将清炒至发泡鼓起的鸡内金按 100g 样品喷醋 15g 取出,置于烘箱中干燥。精密称取生鸡内金、醋鸡内金、清炒鸡内金、砂炒鸡内金各 0.3g,分别加入盐酸(HCl),于110T 密封水解 24 小时,同时测定炮制前后生物无机元素含量和氨基酸含量,对清炒和醋制鸡内金炮制前后微量元素及其溶出率和水解氨基酸进行了分析。

表 3-1 分析结果表明,"洋"鸡内金与"土"鸡内金的来源及其生态环境中微量元素的分布一致,含量略有差异,但不像植物类中药因产地或生态环境不同,同一种药材微量元素的含量会相差数倍。因此"土"鸡内金为地道药材的传统观念应改变。大量的现代饲养"洋"鸡内金与传统的"土"鸡内金可一样应用于临床。结果表明,这两种鸡内金炮制后的无机元素含量多数略有升高,但铅(Pb)降低。对于钾、钙、镁的含量,"土"鸡内金略比"洋"鸡内金高,而且炮制后这些元素的含量都有明显升高。

通过氨基酸分析,清炒后水解氨基酸降低 5.26%,但 7 种人体必需氨基酸含量基本不变。醋含有一定量的氨基酸,鸡内金醋制后,氨基酸含量有所提高,醋制后水解氨基酸升高 1.88%。由于砂炒温度高,氨基酸总量有所下降,砂炒鸡内金比

表3-1  鸡内金炮制前后微量元素分析结果(单位 ppm)

| 样品/元素 | "洋"鸡内金 | "土"鸡内金 | 醋制鸡内金 | 清炒鸡内金 |
|---|---|---|---|---|
| Zn | 67.0 | 75.0 | 95.9 | 76.5 |
| Cu | 34.0 | 36.0 | 36.5 | 35.0 |
| Fe | 93.0 | 93.0 | 197.5 | 194.0 |
| Mn | 5.2 | 5.5 | 7.3 | 3.1 |
| Cd | 1.20 | 1.20 | 1.42 | 1.19 |
| Ni | 1.25 | 1.32 | 1.64 | 1.33 |
| Mo | 0.92 | 1.00 | 1.27 | 0.95 |
| Pb | 1.41 | 4.18 | 2.90 | 3.98 |
| Cd | 0.18 | 0.16 | 0.18 | 0.21 |
| K | 98.0 | 142 | 233 | 143 |
| Ca | 1163 | 1268 | 1556 | 1273 |
| Mg | 136.0 | 209 | 283 | 227 |

炮制前降低了 23.07%。由此说明,不同的炮制方法对鸡内金氨基酸和无机元素含量的影响较大,两种炮制品都显著地增加了无机元素的溶出率,有利于人体的吸收利用。

### 3.不同炮制浸出率的影响

李传勤[19]将生鸡内金、焦鸡内金(清炒鸡内金)、米醋作辅料清炒鸡内金(醋鸡内金)、砂炒鸡内金分别粉碎成粉,用水冷浸,不断振摇 6 小时,再静置 18 小时,过滤后于水浴上蒸干再进行定量分析,实验证明醋鸡内金的浸出率最高,其次为生鸡内金、清炒鸡内金,砂炒鸡内金浸出率最低。醋制鸡内金浸出率比生品提高了63%,比清炒鸡内金浸出率提高了 64.5%。实验证明,鸡内金经清炒、砂烫、醋炙、烘制后,水和乙醇浸出物含量均较生品有所增加;氯仿浸出物含量,清炒和烘制品也高于生品。综合比较,以 250℃烘制 8 分钟的样品浸出效果最好。以鸡内金生品及不同炮制品的混悬剂,给小鼠灌胃 60 分钟后,小鼠胃中游离酸、总酸、胃蛋白酶含量显著增高,其中砂烫、烘制品优于其他炮制品。

### 4.樟帮和建昌帮炮制的影响

以炮制品淀粉酶活力、蛋白酶活力和氨基酸含量为指标,对比樟帮鸡内金炮制品(炒至发泡卷曲)与建昌帮鸡内金炮制品(炒至发泡但不卷曲),结果显示,炒制鸡内金时是否炒至卷曲,对以上指标影响不大。将鸡内金生品、砂烫品及微波处理品进行比较,发现经炮制后鸡内金的水溶性浸出物含量、蛋白质含量增加,醇溶性浸出物含量降低,胃蛋白酶活力、淀粉酶活力降低,但鸡内金砂烫与微波处理后各项指标均无明显差异。

　　此外,根据苯酚-硫酸比色法得出鸡内金不同炮制品总多糖含量大小为:砂炒鸡内金>生鸡内金。

### 5.现代机器炮制的影响

　　远红外线及微波烤鸡内金方法简单且易于掌握, 虽然炮制品具有外表美观、穿透能力强、加热速度快及灭菌效果好、卫生方便等特点,但是成分含量损失太大。现代炮制研究证明[16],微波处理鸡内金和砂炒鸡内金二者相比较,各项指标均无显著差异,说明远红外线及微波处理同砂炒法一样。炮制后胃蛋白酶活力、淀粉酶活力等成分大部分变性失活。

　　综上所述,淀粉酶活力大小为生鸡内金>醋鸡内金>砂炒鸡内金。蛋白酶活力大小为醋鸡内金>砂炒鸡内金>生鸡内金。不同的炮制方法对鸡内金氨基酸和无机元素含量的影响较大。目前认为,醋具有解毒、矫臭、矫味的作用,是氨基酸良好的有机溶剂。研究证明,蛋白酶在酸性环境中活力最强,故米醋作辅料炒鸡内金时蛋白酶和淀粉酶活力都较高,而且米醋含有一定量的氨基酸,鸡内金用米醋制后氨基酸总量有所提高。传统认为醋制鸡内金的目的是提高疗效,与现代研究相吻合。

# 参考文献

[1]陆维承.鸡内金传统炮制工艺之我见[J].中国药业,2006,15(13):61-62.

[2]金伶佳.鸡内金炮制工艺及质量标准规范化研究[D].辽宁:辽宁中医药大学,2011.

[3]王会,金平,梁新合,等.鸡内金化学成分和药理作用研究[J].吉林中医药,2018,38(9):1071-1073.

[4]顾映玉.鸡内金炮制不同功相异[N].中国中医药报,2010-01-01(005).

[5]赵汉然.砂炒鸡内金的方法探讨[J].新疆中医药,2002,(03):55-56.

[6]国家药典委员会.中华人民共和国药典.2010 年版(一部)[M].北京:中国医药科技出版社,2010.179.

[7]冯崇华.醋制鸡内金的炮制方法[J].中成药,1992,(07).

[8]周鹤根,王有伟.鸡内金炮制方法改进[J].大连医科大学学报,1995,3(17):235.

[9]张兴国.鸡内金炮制方法的改进[J].时珍国药,2003,14(9):536.

[10]肖林.鸡内金烘法炮制的实验观察[J].中国药学杂志,1989,(04).

[11]黄开颜,曹丽.冰鸡内金沙烫和微波处理比较[J].中药材,2003,25(7):475-476.

[12]陆维承,陆维宏,罗瑞雪.鸡内金炮制工艺探讨[J].海峡药学,2010,(22)8:52-54.

[13]余昭群.鸡内金炒制用辅料的改进[J].中成药,1998,(03):58.

[14]王新华.鸡内金炮制法改进刍议[J].江苏中医,1999,(05):25.

[15]汪岩,翟延君,吕国军,等.鸡内金机械化炮制工艺优选[J].中国实验方剂学杂志,2013,19(4):65-67.

[16]陆维承,陆维宏,罗瑞雪.不同炮制工艺对鸡内金淀粉酶活力的影响[J].海峡药学,2010,4(22):37.

[17]李传俊.鸡内金不同辅料炮制品的酶活性和氨基酸的含量测定[J].中国现代医生,2009,47(15):74-75.

[18]董彩光.炮制对鸡内金微量元素及氨基酸化学成分影响的研究[J].云南中医杂志,1994,15(6):33.

[19]李传勤,卞秀云.鸡内金不同炮制法药效分析[J].菏泽医专学报,1994,6(4):22.

# 第 **4** 章

# 鸡内金的化学成分及药理作用

## 第1节　鸡内金的化学成分

鸡内金为中医常用药食同源物质,最早记载于《神农本草经》。鸡内金中含胃激素(ventriculin)、角蛋白(keratin)、微量胃蛋白酶(pepsin)、淀粉酶(diastase)、多种维生素。出生 4~8 周的小鸡砂囊内膜还含有胆汁三烯(bilatriene)和胆绿素的黄色衍生物,并含赖氨酸(lysaine)、组氨酸(histidine)、精氨酸(arginine)、谷氨酸(glutamic acid)、天冬氨酸(aspartic acid)、亮氨酸(leucine)、苏氨酸(threonine)、丝氨酸(serine)、甘氨酸(glycine)、丙氨酸(methionine)、异亮氨酸(isoleucine)、酪氨酸(tyrosine)、苯丙氨酸(phenylalanine)、脯氨酸(proline)、色氨酸(tryptophane)等 18种氨基酸,以及铝、钙、铬、钴、铜、铁、镁、锰、钼、铅、锌等微量元素,具有促进胃液分泌、刺激肠道蠕动消化的功能,常用于食积不消、呕吐泻痢、小儿疳积、遗尿、遗精、石淋涩痛、胆胁胀痛等病症,也可将其设计成中成药及保健食品。

## 一、蛋白质

蛋白质是以氨基酸为基本构成单位的生物高分子,含有一定的碳、氢、氧、氮元素,是人体细胞和组织的重要组成物质,是生命活动的主要承担者。而鸡内金主要成分为促胃液素、角蛋白、微量胃蛋白酶、淀粉酶,其中胃蛋白酶和淀粉酶是不可缺少的活性蛋白。胃蛋白酶易受 pH 值的影响,酸性条件下活性较好,而淀粉酶在 pH 值 8.67、50℃、底物浓度为 1.8g/mL 时活性最好[1]。提取鸡内金中蛋白质类成分可以采用碱提取法,其提取率可达 60%[2]。水溶性蛋白质的提取则可以采用热浸法,提取率约为 5.23%[3]。

通过热浸法、超声提取法对鸡内金中的蛋白质含量结果进行分析比较,发现热浸法中,提取温度和时间都对生品鸡内金蛋白质的含量起到影响作用。在温度为 85℃、回流 2 小时时,提取生品鸡内金中的蛋白质含量较多。超声提取法中的温度和时间对提取的蛋白质含量有一定影响作用。在温度为 70℃、超声 20 分钟时提取生品鸡内金的蛋白质含量较多。

## 二、氨基酸

氨基酸作为人体必需的营养成分,在鸡内金中大量存在,对生物代谢也起到巨大作用。鸡内金中,氨基酸总量可高达 80%,其中,谷氨酸和天冬氨酸的含量最高。不同炮制工艺中,氨基酸可保留的含量也不同。李泽鸿[4]等测定鸡内金中含有大量的氨基酸,其总量为 86.924%,必需氨基酸占 30.264%,鲜味氨基酸占 43.18%。其中,谷氨酸和天冬氨酸的含量最高,缬氨酸和酪氨酸的含量也较高。由此可见,鸡内金是一种富含多种氨基酸的营养物质,既可药用,也可食用。

梁琨[5]等采用 RP-HPLC 法测出鸡内金中 16 种氨基酸的比重大小为精氨酸>亮氨酸>酪氨酸>缬氨酸>天冬氨酸>苏氨酸>谷氨酸>异亮氨酸>甘氨酸>苯丙氨酸>丙氨酸>丝氨酸>脯氨酸>赖氨酸>蛋氨酸>组氨酸。胰蛋白酶水解氨基酸的能力较强,可产生 16 种水解产物。李传俊[6]等研究表明,相比于生鸡内金、滑石粉炒鸡内金等 6 种不同炮制方法,醋制鸡内金有利于氨基酸含量的保留。

## 三、多糖

多糖由多个单糖分子脱水缩合而成,是一类分子结构复杂且庞大的糖类物质,是人体不可或缺的营养成分。许多学者曾对鸡内金中的多糖进行研究分析,例如,对鸡内金体外多糖(PEGG)结构的特性研究结果表明,PEGG 由鼠李糖、葡萄糖、岩藻糖、甘露糖和半乳糖构成[7]。此外,QingPing Xiong 等[8]曾运用 GC-MS 分析法研究了鸡内金中新型纯化多糖(PECGp)的表征,从实验结果得出的结论表明,PECGp 的分子量达到 96kDa,主链则通过(1-4)糖苷键连接组成。杜林繁等[9]研究表明,鸡内金中黏多糖在碱浓度 1.5mol/L、提取温度 45℃、提取时间 50 分钟、料液比 1:25 的条件下提取率最高。此外,不同来源的鸡内金以及不同的炮制工艺,也会造成鸡内金中黏多糖含量的差异性较大。蔡真真等[10]采用紫外分光光度计法进行相关实验,得出了家养鸡的鸡内金中黏多糖含量较高。金伶佳等[11]对鸡内金炮制工艺进一步研究发现,鸡内金不同炮制品的总多糖含量存在一定差异;鸡内金不同炮制品总多糖含量进行比较,砂烫鸡内金>生品鸡内金>微波鸡内金;从结果可见,砂烫鸡内金中的总多糖含量要比生品及微波炮制品都高。在一定程度上可以说明,经砂烫炮制后,鸡内金中的总多糖含量增加。这也可为下一步的药效学研究提供一定的研究基础。

## 四、微量元素

随着对中药成分的深入研究,无机成分,尤其是微量元素以及其他金属元素研究日益受到人们重视。微量元素具有多种多样的生理效应,是体内许多重要酶的组分,参与体内多个重要的生理过程,与多种疾病的发生密切相关。微量元素作为维持生物体生理机能不可或缺的元素,虽然在人体内含量极其微小,但具有强大的生物科学作用。李泽鸿[4]对鸡内金中金属元素进行了测定,发现鸡内金中富含钾、镁、钙、锰、铜、锌、铁等金属元素。运用原子吸收光谱对各种元素进行含量测定可以发现,比重最高的为铁元素,其次为镁、钾、钙、锌、铜,锰含量最低,但较一些食物或药物含量偏高。鸡内金中铁、钾、镁、钙、铜、锌和锰的含量分别为 559.64mg/kg、470.77mg/kg、369.50mg/kg、120.56mg/kg、32.42mg/kg、31.89mg/kg、8.11mg/kg。铁具有广泛的生理功能和生物学作用,它不仅与造血功能密切相关,还跟能量代谢有密切关系;锌作为人体必需微量元素具有重要的生理作用、理疗作用及临床意义,锌的缺少使锌酶的活力降低,从而导致骨、关节及皮肤的异常。现代医学发现,铜与某些药物结合具有抗风湿作用。这些微量元素的含量不仅与鸡内金的药理作用有一定的关系,更重要的是微量元素的协同作用。胡烜红[12]通过火焰原子吸收光谱法对六家药店的鸡内金(分别编号 1~6 号)进行金属元素检测,实验结果见表 4-1,鸡内金样品中含有丰富的金属元素,其含量铁>镁>铜>锌>锰。这些元素是人体内许多重要酶的组成部分,并参与各种的生理功能。鸡内金具有健胃消食、涩精止遗、通淋化石等作用,可能与这些金属元素相关。

## 五、酶

酶是一类由活细胞产生的具有重要作用的生物催化剂,本质是蛋白质和 RNA。而鸡内金具有健胃消食的功效,常被古今医者用于治疗食积不消、消化不良

表 4-1　鸡内金样品金属元素测定

| 鸡内金 | 铁 | 镁 | 锰 | 锌 | 铜 |
|---|---|---|---|---|---|
| 1 号 | 197.375 | 187.625 | 9.875 | 27.500 | 36.175 |
| 2 号 | 672.25 | 246.625 | 18.700 | 38.500 | 67.400 |
| 3 号 | 450.125 | 105.275 | 10.875 | 20.125 | 36.250 |
| 4 号 | 181.625 | 81.775 | 12.750 | 30.250 | 43.425 |
| 5 号 | 717.625 | 147.000 | 12.500 | 22.875 | 46.550 |
| 6 号 | 185.500 | 124.250 | 6.575 | 31.125 | 36.300 |

的症状,许多学者认为,这可能与鸡内金中的相关酶类有关,例如胃蛋白酶、淀粉酶等。特别是蛋白酶恰好是水解蛋白所必需的催化剂,由此可以很好理解鸡内金对小儿积食有一定的治疗作用。现代也有许多学者,如陆维承[13]、李传俊[14]、吕武清[15]等先后对不同炮制工艺的鸡内金成品进行实验研究,比较不同鸡内金炮制品的酶活力,由此来确定鸡内金炮制的最佳辅料和方法。实验中以酶活力的高低作为鸡内金质量评价的指标。淀粉酶活力大小为生鸡内金>醋鸡内金>砂炒鸡内金。淀粉酶受到高温炮制后会大大降低其活性,所以生鸡内金的活性最强。而蛋白酶受温度影响小,蛋白酶活力大小为醋鸡内金>砂炒鸡内金>生鸡内金。

# 第 2 节　鸡内金的药理作用

鸡内金中包含的化学成分繁多,因此针对不同病症,药理作用不尽相同。古今医典中对鸡内金药用功效的记载繁多,如《中药大辞典》中记载:消积滞,健脾胃。《中华本草》记载:主消化不良,饮食积滞,泄泻下痢,遗精遗尿,癥瘕经闭[16]。而且通过现代针对鸡内金的药理学研究也可以看出,鸡内金具有调节肠道功能,改善消化系统和血液系统,并可有效抑制肿瘤生长等药理功效。为了更加明确鸡内金和不同鸡内金炮制品成品质量和作用原理,许多学者利用现有鸡内金质量的评价方法,以动物实验作为研究基础,来探究鸡内金药用成分的作用,从而更好地评价鸡内金以及鸡内金药品质量。

# 一、对消化系统的作用

## 1.对肠胃运动的作用

大量研究数据表明,鸡内金、黄芪、甘草等拟制姜夏胃安汤治疗慢性萎缩性胃炎,此方治疗率达到 97.3%,鸡内金可使胃不纳食的症状有所改善,可以健脾开胃、消积食、清郁,治疗消化不良[17]。南云生[18]、李卫先[19]等曾运用小鼠进行试验,通过研究发现,鸡内金对增强小鼠肠胃功能具有明显效用;依照现代药品,对肠胃运动可产生作用的代表性药品有新斯的明、阿托品等,运用炭末推进法对鸡内金进行验证,可以发现,鸡内金与阿托品药效相同,表现为抑制小肠运动;某些实验结果也得出结论,经常食用鸡内金可以促进胃黏膜激活相关保护因子,从而达到保护胃黏膜的作用,实现胃黏膜损伤的治疗[20]。

## 2.对胃液分泌的作用

鸡内金中包含多种成分,因此对胃液分泌也有一定影响,健康人口服炙鸡内金粉末 5g,经 45~60 分钟,胃液分泌量比对照值增高 30%~37%,2 小时内恢复正常。胃液酸度也明显增高,游离酸或总酸度在服药 1 小时后一般开始上升,于 1~2 小时达最高值,以后逐渐下降,3 小时后恢复正常。其中游离酸的最高值为 0.19%~0.24%,比对照值增加 32%~113%;总酸度的最高值范围为 0.2%~0.32%,比正常值增加 25%~75%。消化力的增强虽较迟缓,但维持时间较久。胃运动机能明显增强,表现在胃运动延长及蠕动波增强,因此胃排空速率加快。鸡内金本身只含微量的胃蛋白酶和淀粉酶,服药后能使胃液的分泌量增加和胃运动增强,认为可能是由鸡内金消化吸收后通过体液因素兴奋胃壁的神经肌肉所致,亦有认为是胃激素促进了胃分泌机能。众多学者也通过鸡内金对胃分泌的影响来研究鸡内金的药理作用,实验研究表明,鸡内金对胃液的影响机制主要为增高了胃液胃蛋白酶的活性,从而改善了消化系统的分泌情况。李飞艳[21]等曾以大鼠实验为基础,相比鸡内金生品和不同炮制工艺的鸡内金炮制品的水煎液对大鼠胃分泌功能的影响,结果表明,相比于鸡内金生品,各种鸡内金炮制品在调节消化液分泌的功能上均有不同;此外,鸡内金具有的促进肠胃消化的功能也可以被开发为健胃消食产品。现已有复方鸡内金散治疗小儿厌食的临床应用,姜春侠[22]等曾对小儿复方鸡内金散的临床疗效进行研究,得出结论,鸡内金所促进产生的消化液或者其本身所含有的消化液改善了厌食小儿消化系统的消化功能,从而得到了良好的治疗效果。

## 二、对血液系统的作用

### 1.对血糖、血脂的作用

糖尿病是一种常见的内分泌代谢性疾病，随着生活条件的逐步提高以及社会人群老龄化等因素的影响，糖尿病的发病率也在增加。大量研究发现，鸡内金不仅对胃肠可以起到调节作用，还可以很好地改善血液系统的功能，起到对血糖、血脂的调节作用。张丽丽等[23]总结临床上的长期积累，运用黄连配伍鸡内金展开治疗糖尿病的实验研究，二药配伍，以黄连泻脾胃积热，解浊毒之邪，以鸡内金补脾健胃，化内生之浊，对于脾一泻一补，之于浊毒一解一化，标本同治，有化浊解毒之功，故可达到治疗消渴的目的。实验表明，两者混合使用可以有效调节人体血糖含量，起到治疗糖尿病的良好效果。马云[24]等以小兔作为试验对象时，以金樱子和鸡内金配伍，可以发现，在高糖高脂饲养环境下的小兔接受治疗后，体内的血糖、血脂含量均有明显下降，这也再次证实了鸡内金确实具有降低血糖、血脂浓度，维持体内稳态的功能。

### 2.对脂代谢和血液流动的作用

通过试验研究发现，鸡内金对调节脂代谢紊乱和改变血液流动也具有一定功效。蒋长兴等[25]通过研究鸡内金对高脂大鼠的影响，分析了大鼠体内血脂的变化，研究数据表明，鸡内金能够通过改善脂代谢从而调节大鼠的代谢，使其变回正常水平。郭晓军[26]等学者也以家兔作为研究基础，观察家兔的血液流动现象，结果表明，鸡内金对凝血系统有明显的抑制作用，可有效改善家兔的血流动力学。同时，鸡内金对动脉硬化的发生有一定的抑制作用。这些试验证实了鸡内金改善脂代谢和血液流动的功效，也为以后学者研究鸡内金提供了有效的药物数据。

## 三、对内分泌系统和生殖系统的作用

乳腺增生是中青年女性最常见的疾病，如治疗不及时，有可能导致癌变，目前该病无特殊的治疗方法。中医认为该病为肝脾两伤、气血瘀积而导致，治疗上常采用活血化瘀、软坚散结等方法。清末著名医学家张锡纯认为，鸡内金还是一味妇科良药。张锡纯认为鸡内金"不但能消脾胃之积，无论脏腑何处有积，鸡内金皆能消之"。即鸡内金有很好的化瘀通经、软坚散结作用。试验证明，生鸡内金对治疗乳腺增生也有一定的药理作用。刘元新[27]、胡建平[28]等先后以大鼠作为研究对象,结果表明,鸡内金可有效缓解大鼠乳腺增生的症状。王小萍[29]等在研究肌壁间肌瘤的治疗时发现,生鸡内金对抑制子宫肌瘤的生长可以起到一定作用,从而实现治疗子宫肌瘤的目的,且疗效明显。邱扬等[30]在研究关于妇科血瘀证的治疗时发现,鸡内金、海螵蛸二者配伍使用具有活血通经的药效,可治疗女性血瘀证。

## 四、其他作用

### 1.对口腔黏膜的修复作用

口腔黏膜损坏引起的口腔溃疡会增加患者进食难度, 影响患者的日常生活。董芬苏[31]对鸡内金和维生素 $B_2$ 混合使用治疗小儿鹅口疮进行了研究,结果表明,38 例患者的治疗率高达 100%。由此可知,针对化疗导致的口腔溃疡,鸡内金粉有较显著的治疗作用[32]。

### 2.对石淋的治疗作用

许浩辉等[33]通过观察金钱草、鸡内金二者配伍使用的治疗疗效发现,将二者合理配伍使用时,可有效起到化石消坚的作用,降低石淋的发病率,改善患者体质。此外,尹国朝等[34]将自制鸡内金胶囊与消炎利胆片进行对比研究,发现其对胆囊结石有一定的药理作用,鸡内金对胆囊结石的治疗效果明显,治疗组的结石排净率可以达到 64.28%,而对照组的结石排净率仅为 14.29%。同时,若是以金钱草、海金沙、鸡内金三金为伍,可显著增强胆囊收缩、胆汁分泌和排石、溶石效果。

### 3.对慢性肾衰竭的影响

大量研究数据表明,鸡内金能够显著改善慢性肾脏疾病。应用鸡内金对肾衰竭病例进行治疗,可以发现,肾衰竭基础方加鸡内金组的治疗率为 26.92%,肾衰竭基础方组的治疗率仅为 14.29%。复方鸡内金中药能够改善慢性肾脏病的作用将为未来慢性肾衰竭的新药研发奠定更加科学、广泛的基础。

### 4.对心脏功能的影响

鸡内金中提取物 PECGp 能明显减少 ST 段抬高,预防心肌形态异常变化,调节超氧化物歧化酶、一氧化氮合酶等酶含量和乳酸脱氢酶水平,以上功能可以作为研发心脏保护剂的研究基础。

## 5.加速放射性锶的排泄

鸡内金水煎剂对加速排除放射性锶有一定的作用。其酸提取物效果较煎剂为好,尿中排出的锶比对照组高2~3倍,骨中锶的蓄积量减少54%~75%,放射后2小时给予鸡内金,则效果明显[35]。后续研究发现,鸡内金中的氯化铵可促进锶元素排泄,其机制尚不明确,有待研究。

## 6.抗癌作用

体外试验提示,鸡内金有抑制肿瘤细胞的作用。口服鸡内金后,胃液分泌量、酸度和消化能力均提高,胃运动加强,排空率加快,催泌作用甚至强于肉粉,作用途径一般为经消化吸收后进入血液,通过体液因素而兴奋胃壁的神经肌肉装置。

## 7.解酒作用

陆齐天[36]等以鸡内金水煎液对小鼠进行灌胃,通过观察小鼠在金属网上的攀附时间,以及通过测定酒后不同时间小鼠血液中的乙醇浓度来观察鸡内金的解酒作用,实验结果显示,鸡内金和葛根均可在饮酒后短时间内减缓乙醇对小鼠的作用,并在酒后30分钟时明显降低血中乙醇浓度,证明鸡内金有一定的解酒功效。鸡内金可以抑制胃肠道对乙醇的吸收,从而在醉酒初期起到减缓和降低血中乙醇浓度的作用,由此发挥解酒功效。在醉酒后期,鸡内金无明显作用。鸡内金能否增强肝脏内乙醇代谢酶的活性以及乙醇在肝脏中的代谢,尚不明确。

# 参考文献

[1]王宝庆,郭宇莲,练有扬,等.鸡内金化学成分及药理作用研究进展[J].安徽农业科学,2017,45(33):3-3.

[2]刘其凤,任慧霞.鸡内金蛋白质类成分的提取与测定[J].华西药学杂志,2004,19(4):281-282.

[3]金伶佳,贾天柱.鸡内金不同提取方法的比较[J].中国中医药现代远程教育,2015,13(16):141-143.

[4]李泽鸿,陈丹,李振华.鸡内金中氨基酸及营养元素含量的测定[J].氨基酸和生物资源,2002,24(4):20-21.

[5]梁琨,张丹,史辑,等.柱前衍生化RP-HPLC测定鸡内金中16种氨基酸的含量[J].中国中药杂志,2014,39(8):1463-1467.

[6]李传俊.鸡内金不同辅料炮制品的酶活性和氨基酸的含量测定[J].中国现代医生,2009,47(15):74-75.

[7]XIONGQ P,LI X,ZHOU R Z,et al. Extractio characterization and an-tioxidantactivities of polysaccharides from E. Corneum GigeriaeGalli[J]. Carbohydrate polymers,2014,108(1):247-256.

[8]XIONG Q P,JING Y,LI X,et al. Characterization and bioactivities of a novel purified polysaccharide from Gigeriae Galli[J]. International journal of biological macromolecules,2015,78:324-332.

[9]杜林繁,卢家垌,梅军,等.鸡内金黏多糖碱提取工艺条件的探索[J].天然产物研究与开发,2009,21(07):144-149.

[10]蔡真真,程再兴,林丽虹,等.白羽鸡与家养鸡鸡内金不同炮制品中化学成分测定[J].海峡药学,2015,(5):50-52.

[11]金伶佳,贾天柱.鸡内金的不同炮制品中多糖含量比较[J].中国中医药现代远程教育,2015,13(20):146-147.

[12]胡烜红,胡久宏,周炳,等.火焰原子吸收光谱法测定鸡内金中的金属元素[J].中国实验方剂学,2011,17(21):104-106.

[13]陆维承,陆维宏,罗瑞雪.不同炮制工艺对鸡内金淀粉酶活力的影响[J].海峡药学,2010,4(22):37.

[14]李传俊,楚胜.鸡内金不同辅料炮制品的酶活性和氨基酸的含量测定[J].中国现代医生,2009,47(15):74—75.

[15]吕武清,马珠,彭宏俊,等.炮制对鸡内金中酶和氨基酸的影响[J].中国中药杂质,1994,19(4):222-223.

[16]王宝庆,郭宇莲,练有扬,等.鸡内金化学成分及药理作用研究进展[J].安徽农业科学,2017,45(33):3-3.

[17]李华泉.姜夏胃安汤治疗慢性萎缩性胃炎效果观察[J].内蒙古中医药,2016,35(2):9-10.

[18]南云生,张永清.鸡内金不同炮制品对小白鼠肠胃推进功能的影响[J].中药材,1990,13(11):30—31.

[19]李卫先,李飞燕,李达,等.鸡内金不同炮制方法水提液对小鼠胃肠运动比较的研究[J].湖南中医杂质,2008,24(2):100-101.

[20]许晓蓓,王威,李瑞根,等.中医药治疗胃黏膜损伤研究概况[J].实用中医内科杂志,2017,31(2):79-82.

[21]李飞艳,李卫先.鸡内金不同炮制品对大鼠胃液及胃蛋白酶的影响[J].中国中药杂志,2008,33(19):2282-2284

[22]姜春侠,段大航,孙丕东,等.小儿复方鸡内金散治疗厌食临床疗效观察[J].井冈山医专学报,2006,13(5):30-31.

[23]张丽丽.黄连配伍鸡内金治疗 2 型糖尿病机理探析[J].河南中医,2011,31(12):1431-1432.

[24]马云,董小英,刘四春,等.金樱子和鸡内金对饲高糖高脂兔腹部脂肪及血糖血脂的影响[J].现代中西医结合杂志,2003,12(16):1703-1704,1707.

[25]蒋长兴,蒋顶云,熊清平,等.鸡内金对糖尿病高脂血症大鼠血脂、血糖及细胞免疫功能的影响[J].中国实验方剂学杂志,2012,18(20):255-258.

[26]郭晓军,冯继光,胡克杰,等.鸡内金降脂、抗凝及改善血液流变作用的实验研究[J].中医药信息,2000.4:68-69.

[27]刘元新.生鸡内金在治疗乳腺增生病症中的应用和机制研究[J].江西医药,2016,51(5):424-426.

[28]胡建平,李珊珊,刘元新.生鸡内金对乳腺增生病大鼠的作用研究[J].实用中西医结合临床,2015,15(12):81-83.

[29]王小萍,崔英.生鸡内金对子宫肌瘤患者血流变及性激素的影响[J].实用中西医结合临床,2013,13(6):39,62.

[30]邱杨,邓高丕.海螵蛸伍鸡内金在妇人病血瘀证中的应用[J].2017,58(5):430-431.

[31]董芬苏,苏桂华,张宏伟.鸡内金和维生素 $B_2$ 合用治疗小儿鹅口疮[J].中国民间疗法,2006,14(11):64.

[32]苑艳娟,苑颖娇.鸡内金粉治疗放化疗后口腔溃疡[J].新中医,2008,40(6):115.

[33]许浩辉,冯松杰.鸡内金治疗石淋之探讨[J].四川中医,2015,33(4):36-38.

[34]尹国朝,万青,程静,等.自制鸡内金胶囊治疗胆囊结石 42 例疗效观察[J].中国疗养医学,2014,23(11):1005-1006.

[35]罗梅初,陈红红.放射性核素内污染催排药物研究[J].中华放射医学与防护杂志,2000,20(1):11-14.

[36]陆齐天,丛晓凤,朱修乐,等.鸡内金解酒作用的初步实验研究[J].中国中医药科技,2017,24(6):721-723.

# 第5章

# 鸡内金的临床古今研究和应用

## 第1节　鸡内金古文献研究

### 一、古籍原文再现

鸡内金,《神农本草经》中将其称为鸡肶胵里黄皮;《本草经集注》称其为鸡肶胵;《日华子本草》称其为鸡肫,内黄皮;《滇南本草》称其为鸡肫皮。

#### 1.《本草经集注》记载鸡内金

肶胵,裹黄皮,主泄利。

#### 2.《集验方》姚僧垣记载鸡内金

治小便难及遗尿、尿频方。治尿床方。

用鸡一具,并肠烧存性,服之,男雌女雄。(《证类本草》卷十九)

#### 3.《备急千金要方》记载鸡内金

治反胃,食即吐出,上气:鸡肶胵烧灰,酒服。

#### 4.《本草纲目》中记载鸡内金

(1)遗尿。鸡肫一具,连鸡肠烧存性,酒送服。男用雌鸡。女用雄鸡。

(2)小便淋沥。鸡内金5钱,阴干,烧存性,开水送服。

(3)反胃吐食。鸡肫一具,烧存性,酒调服。男用雌鸡,女用雄鸡。

(4)噤口痢疾。鸡内金焙过,研为末,乳汁送服。

(5)喉闭乳蛾。鸡内金阴干(无须洗过),烧成末,以竹管吹入喉部,蛾破即愈。

(6)一切口疮。鸡内金烧灰敷涂。

(7)脚胫生疮。鸡内金洗净贴上,每天换 1 次,10 天病愈。

## 5.《本草害利》记载鸡内金

去宿食,瓦上炙入药。

## 6.《医林集要》记载鸡内金

小便淋沥,痛不可忍。鸡肫内黄皮五钱,阴干烧存性,作一服,白汤下,立愈。

# 二、古今典籍中鸡内金与疗效关系的记载

鸡内金经过数代人的实践和检验,具有独特的治疗功能,而且不同的古籍中对其功效和治疗方法都有详细记载,通过古籍记载可以看出,鸡内金在很多领域都有治疗作用。

## 1.治砂石淋

常与金钱草、冬葵子、木通等同用,具有通淋化石的作用。用于湿热互结、酿成砂石、小便淋漓疼痛,或尿中夹砂石者。

①砂淋丸(《医学衷中参西录》上册)

【组成】黄色生鸡内金 1 两、生黄芪 8 钱、知母 8 钱、生杭芍 6 钱、硼砂 6 钱、朴消 5 钱、消石 5 钱。

【用法】每服 3 钱,食前开水送服,每日 2 次。

②三金排石汤(《经验方》)

【组成】金钱草 60g、鸡内金 30g、海金沙 20g、石韦 15g、萹蓄 15g、车前子 15g、瞿麦 12g、滑石 12g、木通 10g。

【用法】每日 1 剂,煎成 500mL,分 2 次温服。连服 6 天为 1 疗程。另配合多饮水(茶水更好),多活动。

加减变化:疼痛加延胡索 12g;血尿加白茅根 15g;内热加黄柏、知母各 10g。

## 2.消导酒积(《袖珍方》)

【组成】鸡内金、干葛(为末)等分。面糊丸,如梧桐子大。

【用法】每服 50 丸,酒下。

## 3.治走马牙疳

①鸡肫黄皮(不落水者)5 枚,焙存性,枯矾 1 钱,研细。

【用法】搽。并治阴头疳蚀。(《经验方》)

②鸡内金烧灰,敷之。(《活幼心书》)

③拭净,新瓦焙脆,出火毒,为细末,先以米泔水洗疮,乃搽之。亦治口疳。(《本草纲目》)

## 4.治饮食停积

常与藿香、山楂、麦芽等同用,具有消食开胃、化食攻积的作用,可用于年老体弱者的饮食停滞、食积不化、脘腹胀满、呕吐泄泻。病情较轻者,单用研末服有效,如治反胃吐食方(《备急千金要方》)。

①反胃吐食汤(《医学衷中参西录》)

【组成】生淮山药(1 两)、白术(3 钱炒)、干姜(3 钱)、生鸡内金(3 钱)、生赭石(6 钱轧细)、炙甘草(2 钱)。

【用法】共煎汤一大盅,温服。

②治食积腹满:鸡内金研末,乳服。(《本草求原》)

## 5.治小儿疳积

鸡内金具有很强的消食导滞的作用,还能够健运脾胃,因此常与鳖甲、山楂、槟榔等同用,亦可与白术、山药、使君子等同用,具有消疳化积的作用,用于小儿脾虚疳积。鸡内金与面粉混合烙成饼,随时服食,也有很好的疗效。

①鸡肫皮 20 个(勿落水,瓦焙干,研末),车前子 4 两(炒,研末)。二物和匀,以米汤溶化,拌入与食。忌油腻、面食、煎炒。(《寿世新编》)

②用鸡内金 5 个,水洗晒干,与白术 2 两、枳实 2 两、砂仁 1 两,俱炒燥研为末,每服 1 钱,米汤调服。(钱仲阳治小儿疳积并伤食泄泻)

## 6.治遗尿

常与桑螵蛸、益智仁、石菖蒲同用,具有固精缩尿的作用,用于膀胱虚弱,或肾气不足、夜间遗尿等病症,如鸡肶胵丸,古代医典对其记载繁多,不同医典中运用配伍方剂不同,其所制得的鸡肶胵丸针对人群以及功效也大不相同。

①鸡肶胵丸(《普济方》卷二一六引《圣藏经验方》)

【组成】鸡肫胵1两(烧灰,存性)、益智仁1两、石菖蒲1两、鸡肠1付(焙干)。

【主治】小便多及遗尿。

【用法】上为末,酒糊为丸,如梧桐子大。每服50丸,食前酒吞下。

②鸡肫胵丸(《太平圣惠方》卷五十八)

【组成】鸡肫胵60g(微炙)、黄芪60g(锉)、龙骨30g、黄连15g(去须)、麦门冬30g(去心,焙)、土瓜根15g、熟干地黄30g。

【主治】治小便数而多。

【用法】上药捣罗为末,炼蜜和捣二三百杵,丸如梧桐子大。每于空腹时以粥饮送下30丸。

③鸡肫胵丸(《普济方》卷三百二十一)

【组成】鸡肫胵10具(微炙)、桑螵蛸半两(微炙)、厚朴1两(去粗皮,涂生姜汁炙令香熟)、菝1两(锉)、当归1两(炙微赤,锉)、熟干地黄1两、甘草1两(炙微赤,锉)、沉香1两、肉苁蓉2分(酒洗,去皱,微炙)。

【主治】妇人小便数。

【用法】上为细散,温酒煮面糊为丸,如梧桐子大。每服30丸,食前以温酒送下。

## 7.治脾胃泄泻

常与白术、山药、党参等同用,具有健脾实便的作用,用于脾胃虚弱、饮食减少、大便泄泻日久不愈。

①益脾饼(《医学衷中参西录》):本方治脾胃寒湿泄泻,完谷不化之候,用鸡内金焙熟轧细,涩精止泻,健脾胃消积滞;伍白术、干姜、大枣肉,其温补脾胃之力倍增,且燥湿散寒之功兼具。

【组成】白术4两、干姜2两、鸡内金2两、熟枣肉半斤。

【主治】温中益脾。治脾胃寒湿,饮食减少,长作泄泻,完谷不化。

【用法】上药四味,白术、鸡内金皆用生者,每味各自轧细焙熟,再将干姜轧细,共和枣肉,同捣如乱,作小饼。木炭火上炙干,空心时当点心,细嚼咽之。

②健脾消食散

【组成】鸡内金(18g)、淮山药(60g)、莲子(60g)、饭锅粑(120g)。

【主治】小儿腹泻。

【用法】莲子去心。共焙黄,研细粉,每服6~9g,早晚各1次,白糖水冲下,或拌入稀饭服用。

## 8.治伤食泄泻

常与山楂、神曲、白术等同用,具有消食止泻的作用,用于各种食积、大便泄泻、脘腹痞胀、食欲缺乏等症。单味研粉吞服亦有效。

## 9.治夜梦遗精(《沈氏经验方》)

公鸡肫皮 7 个,焙干为末,每服 1 钱,空心酒下。

## 10.治痛肾(《圣惠方》)

【组成】鸡肫胵 1 两(微炙)、黄芪半两、五味子半两。

【主治】肾气虚损。小便滑数白浊,令人羸瘦。

【用法】上药,粗捣,以水三大盏,煎至一盏半,去滓,食前分温三服。

# 三、张锡纯对于鸡内金的灵活运用

鸡内金是指家鸡的砂囊内壁,系消化器官,用于研磨食物,该品为传统中药之一,用于治疗消化不良、遗精盗汗等症,效果极佳,故而以"金"命名。关于鸡内金治疗疾病的案例很多,民国名医张锡纯是运用鸡内金治病的高手,所以有很多关于他运用鸡内金的故事记载,并得到后人的广泛研究和应用。

张锡纯(1860—1933)集毕生医疗实践之经验,著《医学衷中参西录》,其内容丰富,体现了张锡纯在学术上的许多独到见解,对临床用药具有极高的指导价值。张锡纯在《医学衷中参西录》一书中多处用到鸡内金,打破了鸡内金传统用药局限,拓展新用途,重视配伍应用,灵活选用剂型,创立了以鸡内金为主药的新方,用药思路独具一格,在组方中也灵活运用鸡内金,疗效显著。据统计,医方部共收入方剂 176 方,其中使用鸡内金方剂有 12 方,用量为 4~90g。分别各占本方剂药物总量的 5%~50%。治疗内容包括内科各杂病及妇科疾病等。

## 1.张锡纯关于鸡内金的用量

在《医学衷中参西录》中,关于鸡内金治疗相关疾病及方剂名称和用量见表5–1[1]。

张锡纯的用量特点是将鸡内金用于汤剂和丸剂之中,其中用于汤剂的剂量为1.5~5 钱,而用于丸剂的剂量则为 1~3 两。在重症或急症时,张锡纯喜用大、中量,否则用小量。

表 5-1 鸡内金治疗相关疾病及方剂名称和用量

| 治疗疾病 | 方剂名称 | 用量 | 出处(卷) |
| --- | --- | --- | --- |
| 阴虚劳热 | 资生汤 | 2 钱 | 一 |
| 阳虚 | 敦复汤 | 钱半 | 二 |
| 消渴 | 玉液汤 | 2 钱 | 二 |
| 癃闭 | 鸡胵汤 | 4 钱 | 二 |
| | 鸡胵茅根汤 | 5 钱 | |
| 淋浊 | 砂淋丸 | 1 两 | 三 |
| 泄泻 | 益脾饼、健脾化痰丸 | 2 两 | 三 |
| | 期颐饼 | 3 两 | 三 |
| 气血郁滞肢体疼痛 | 升降汤 | 2 钱 | 四 |
| 女科 | 理冲汤 | 3 钱 | 八 |
| | 资生通脉汤 | 2 钱 | |

## 2.张锡纯应用鸡内金的配伍特色[2]

张锡纯在临床用药中重视配伍,强调升降平衡,攻补兼施,衷中参西,擅用配伍增效减害。以下将举例说明关于鸡内金的经典配伍。

(1)鸡内金配伍白术:张锡纯用鸡内金与白术配伍用于治疗脾虚腹泻、脾虚痰多、脾虚纳少、臌胀、肝郁脾弱、胸胁胀满且不能饮食、癥瘕积聚、女性经闭不行或产后恶露不尽、灼热咳嗽等。白术性温而燥,气香而不窜,味苦微甘微辛,擅健脾胃、消痰水、止泄泻。与鸡内金配伍使用时,生白术燥湿利水运脾效强,炒白术补气健脾止泻功佳。张锡纯在用药时充分考虑到炮制品不同,功效偏重不同,因而会针对不同用途而选用不同的炮制品。

历代文献皆有记载生白术的活血作用。如陈修园在《医学实在易》中写道:"白术能利腰脐之死血,凡腰痛诸药罔效者,用白术两许,少佐它药,一服如神。"张锡纯擅用白术、鸡内金相配伍,补脾不壅滞,化瘀不伤正,攻补兼施,标本兼顾,相得益彰。

张锡纯首创一消癥兼通经闭方,又名为化瘀通经散。方中将炒白术、生鸡内金、天冬等药研成细末,用开水送服。张锡纯考虑到患者久病,中州虚弱,不任鸡内金与生白术共开通,故投炒白术健脾护中。鸡内金配伍炒白术,可防止鸡内金化瘀通经之力过强而伤脾胃;更辅以天冬者,恐阴虚有热,不受白术之温燥也。

(2)鸡内金配伍生麦芽:生麦芽性平,味微酸,归脾、胃、肝经,为消化饮食之要药。生麦芽为谷之萌芽,故与肝气同气相求,并可以升肝,善疏肝气郁结。鸡内金可消化瓷、石、铜、铁,消食能力比生麦芽功效更强,鸡内金还可以降胃,故将两者配伍可疏肝理胃,气机升降有序,用于治疗肝气不升胃气不降之痞满、胃脘疼闷、胁痛、奔豚、黄疸、心虚不寐等。张锡纯治疗饮食停滞、胁下作疼、服药数年不愈的妇人时,用大麦芽 4 钱、生鸡内金 2 钱、生淮山药 1 两,连服 10 剂病愈。

张锡纯重视调理脾胃升降,使肝气自平和也。麦芽顺应肝之特性,使肝气升达,又无妨生鸡内金降胃,肝木之气开解疏通则可解胃土之郁,使患者胁痛乃解,饮食乃复。鸡内金与生麦芽,皆可消化饮食,一升一降,相辅相成,使脾胃枢纽运转正常,药到病除。

(3)鸡内金配伍生山药:山药色白入肺,味甘归脾,液浓益肾。能固摄气化,强志育神,滋润血脉,宁嗽定喘,性平可以常服多服。因山药蛋白质较多,炒之则其蛋白质焦枯,故服之无效。张锡纯认为山药宜生用,因此,《医学衷中参西录》中山药多为生用。

鸡内金健脾生血同时亦善通血;生山药补胃阴、肾阴,可以资血安血。鸡内金与山药并用,健脾益肾,调和气血,多用于饮食减少、阳虚、胁下作疼、腹胀大便不通、胃气逆而不降、消渴、虚劳、女子血枯不月、劳瘵羸弱、痰喘咳嗽、血淋、脑充血兼偏枯等。

张锡纯用山药和鸡内金配伍用来补脾胃,治疗女性闭经等症。在《医学衷中参西录》资生汤中记载:生山药 1 两、玄参 5 钱、于术 3 钱、生鸡内金 2 钱(捣碎)、牛蒡子 3 钱(炒,捣),用于治疗女子血枯不月。其功效是补脾健胃,润肺止咳,治劳瘵羸弱已甚、饮食减少、喘促咳嗽、身热、脉虚数者,亦治女子血枯经闭。方中生山药补脾肾之阴,炒白术补脾肾之阳,阴阳壮足,自能纳食消积生化气血。鸡内金健脾,运化药力,且能化瘀消积,三味药同用具有补脾胃、消积聚、益阴血之效,此三味药被张锡纯称为补气健脾"不可挪移之品冶"。

## 3.张锡纯创新的鸡内金方

张锡纯不仅重视配伍,而且根据临床需要创制了许多包含鸡内金的新方,临床取得良好疗效。例如,鸡胵汤、鸡胵茅根汤、理冲汤、玉液汤、期颐饼、升降汤、砂淋丸、资生汤、资生通脉汤等。现以益脾饼、鸡胵汤、鸡胵茅根汤、理冲汤为例揭示其独特的创新思维。

(1)益脾饼:张锡纯在《医学衷中参西录》中广泛应用鸡内金,达到健脾消积、活血化瘀、通淋消石、运化药力等效果。他认为"鸡内金以补助脾胃,大能运化饮食,消磨瘀积","用鸡内金为脏器疗法,若再与白术等分并用,为消化瘀积之要药,更为健脾补胃之妙品"。故凡饮食不节,致使脾胃运化失职,升降不调而成积滞,每以生鸡内金、生酒曲调治而愈。或加山药、白术,健脾消食,标本两治。小儿食滞日久,腹部胀大,面目黄瘦,饮食减少,而成疳积,则使用益脾饼。

《医学衷中参西录》记载的益脾饼方药组成为:白术4两、干姜2两、鸡内金2两、熟枣肉半斤,可用于脾胃湿寒,饮食减少,长作泄泻,完谷不化。本方治脾胃寒湿泄泻,完谷不化之候,用鸡内金焙熟轧细,涩精止泻,健脾胃消积滞。鸡内金配伍白术、干姜、大枣肉,其温补脾胃之力倍增,且燥湿散寒之功兼具。益脾饼中白术意在健脾益气、温中止泻,干姜意在暖脾胃祛寒湿,大枣益在养脾胃。而脾寒患者往往脾胃虚弱,难以运化药力,特添鸡内金以运化药力,同时可以助白术、干姜消脾胃中水谷,疗效更佳。张锡纯将鸡内金、白术、干姜、大枣四味药特制作成饼剂,是考虑到儿童服用大量汤药会增加脾胃负担,不利于药物吸收。饼剂不会因滑泄而使药物一荡而过,从而有利药物被充分吸收,且药力持续,香甜可口,故更适用于儿科。

(2)鸡胵茅根汤:对于气臌和水臌者,张锡纯创制了鸡胵茅根汤。《医学衷中参西录》记载的鸡胵茅根汤有健脾、利水、理气、活血等作用。鸡胵茅根汤方药组成为:生鸡内金5钱(去净瓦石糟粕,轧细)、生于术(分量用时斟酌)、鲜茅根2两(锉细),疗水臌、气臌并病,单腹胀,单水臌胀,单气臌胀。本方治水臌、气臌并病,方中鸡内金为君药,白术健脾燥湿利水为君药。用于消有形之瘀积,健脾活血。白茅根利水理气佐之,白术健脾扶正佐之,张锡纯认为:"鸡内金能直入脾中,以消回血管之瘀滞。而以白术之健脾胃者以驾驭之,则消化之力愈大,白茅根善利水,又善理气,故能佐鸡内金,以奏殊功也。"

(3)鸡胵汤:对于由于肝脏疾病引起的气臌和腹部胀大,张锡纯创制了鸡胵汤。鸡胵汤方药组成:生鸡内金4钱(去净瓦石糟粕,捣碎)、于术3钱、生杭芍4钱、柴胡2钱、广陈皮2钱、生姜3钱。该方用以治疗气臌,即腹部胀大如鼓,手重按成凹,手起即恢复者。张锡纯先生认为本病根本原因在于肝郁气滞日久而致血瘀腹中。方中以鸡内金和白术为君药,健脾利水和活血益气并举,湿祛肿消矣。依据古籍中记载,鸡内金化瘀消积力强,能缩小便,单用鸡内金,恐留水邪于内。张锡纯遂用白芍配伍鸡内金,通利小便,防有蓄水。而且白芍酸敛,养阴血,与生姜同用,调和营卫,可使周身之气化流通。全方组方精简,配伍巧妙,祛瘀不伤正,补虚不留邪,为治疗气臌良方也。

(4)理冲汤:对于气郁满闷、闭经或恶露、脾弱不能饮食的女性患者,张锡纯创制了理冲汤。在张锡纯看来,鸡内金还是一味妇科良药。理冲汤出自张锡纯所著《医学衷中参西录》治妇科方中,主治妇女经闭不行或产后恶露不尽,结为癥瘕,以致阴虚作热、阳虚作冷、食少劳嗽、虚证沓来。此方亦治女性月闭血枯,还治男子劳瘵,一切脏腑癥瘕、积聚、气郁、脾弱、满闷、痞胀、不能饮食。理冲汤方药组成:黄芪9g、党参 6g、于术 6g、天花粉 12g、山药 15g、知母 12g、莪术 9g、三棱 9g、鸡内金 9g,将药煎成后,加入少许醋服用。药方中黄芪、党参、于术、山药与莪术、三棱、鸡内金合用,护中而去邪,癥瘕除而气血不伤,可谓妙方。特别对于腹胀、腹部结块,更是张锡纯屡试屡效的妙方。理冲汤专为经闭不行或恶露不尽者之方,加用党参、白术、山药、天花粉、知母以益气养阴,补而不滞,消瘀而不致伤损,久用此方,"大有开胃进食,扶羸起衰之功"。加减法为:服之觉闷者,减去于术。觉气弱者,减三棱、莪术各 3g。泻者,以白芍代知母,于术改用 12g。热者,加生地、天冬各数钱。凉者,知母、天花粉各减半,或皆不用。凉甚者,加肉桂(捣细冲服)、乌附子各 6g。瘀血坚甚者,加生水蛭 2 钱。若其人坚壮无他病,唯用以消癥瘕积聚者,宜去山药。妇人未产育者,三棱、莪术宜斟酌少用,减知母之半,加生地黄。若妇人血分虽瘀,而月信犹未闭者,亦少用三棱、莪术。若身体羸弱,脉虚数者,去三棱、莪术,鸡内金改用12g。张锡纯解析此方说:"初拟此方时,原专治产后瘀血成癥瘕,后以治室女月闭血枯亦效,又间用以治男子劳瘵亦效验,大有开胃进食,扶羸起衰之功。方中三棱、莪术消冲中瘀血,而即用参、芪诸药,以保护气血,则瘀血去而气血不至伤损。……且此方中,用参、芪能补气,得三棱、莪术以流通之,则补而不滞,而元气愈旺。元气既旺,愈能鼓舞三棱、莪术之力以消癥瘕。"由上分析可知,张锡纯创理冲汤主治气虚血瘀所导致的经闭、癥瘕、劳瘵等。张锡纯认为:"鸡内金不但能消脾胃之积,无论脏腑何处有积,鸡内金皆能消之,是以男子疲癖、女子癥瘕,久久服之皆能治愈。"又曰:"鸡内金之消癥瘕诚不让三棱、莪术矣。"张锡纯认为:女子癥瘕,多因"经闭不行"或"因产后恶露未净,凝结冲任之中",加鸡内金于滋补药中,以化其绎络之疾滞,而病始可愈。至以治室女月信一次未见者,尤为要药。盖以能助归、芍以通经,又能助健补脾胃之药,多进饮食以生血也。所以,在治疗闭经时,张锡纯经常使用鸡内金。故癥瘕的基本病机为瘀血积结。鸡内金能化瘀血而不伤气分,健脾胃而消癥积,黄芪、三棱、莪术为一切脏腑癥瘕积聚的固定药组,用来治疗"一切脏腑癥瘕、积聚、气郁、脾弱、满闷、痞胀、不能饮食"。

## 4.张锡纯应用鸡内金治疗常见病的故事

对于鸡内金的使用,张锡纯对其应用较广,而且在民间流传着很多关于张锡纯用鸡内金治疗常见病的故事,通过这些故事,可以给后人以启示,帮助他们更好地应用鸡内金。

(1)鸡内金消除胃中积滞的故事

沈阳城西龚庆龄,30 岁,胃脘有硬物堵塞,已经多年,饮食减少,感觉吃什么东西都"不能下行",于是找到张锡纯,张锡纯给他诊脉,其脉象沉而微弦,右边尤其如此。张锡纯认为他胃中有积,胃气难以下行,所以阻塞了气机的下降,于是,张锡纯开方:鸡内金 1 两、生酒曲 5 钱,结果服了几剂后,硬物全消,治愈。

另一位秦星垣也是这个症状,经过很多医生治疗,毫无效果,经张锡纯诊断,脉象沉劳,开方以鸡内金打底,再加入一些活血化瘀的药物,连服 8 剂,痊愈。

一毛姓小儿因为饮食不节,导致一种病,即疳积,患儿瘦弱,自两三岁时肚子胀大,五六岁更加严重,四肢青筋明显,头发成穗,喜欢吃泥土,这种情况是脾胃有积滞导致的,用鸡内金制作成点心服用,几个月后痊愈。

(2)鸡内金治疗脏腑积聚的故事

沈阳大东关有个人叫史仲埙,年近 40 岁,工作单位很远,在黑龙江做警察署的署长,腹中有积聚,治疗了很长时间,没有效果,于是回沈阳请张锡纯来治疗。张锡纯诊断出在患者的左胁下有积聚,直径 3 寸,按之甚硬,经常疼痛,呃逆短气,饮食减少,脉象沉弦。这就是古代说的肝积肥气。遂用鸡内金 3 两,柴胡 1 两,研成粉末,每次用 1 钱半,让患者日服 3 次。10 多天以后,患者就痊愈了。

(3)鸡内金治疗闭经的故事

在张锡纯眼里,鸡内金是一味非常好的中药,他认为鸡内金"不但能消脾胃之积,无论脏腑何处有积,鸡内金皆能消之,是以男子痃癖,女子癥瘕,久久服之,皆能治愈。又凡虚劳之证,其经络多瘀滞,加鸡内金于滋补药中,以化其经络之瘀滞,而病始可愈。至以治室女月信一次未见者,尤为要药。盖以能助归、芍以通经,又能助健补脾胃之药,多进饮食以生血也。"

所以,在治疗闭经的时候,张锡纯经常使用鸡内金这味药。以下几个案例可以体现张锡纯在妇科应用鸡内金的独特之处。

沈阳大南关马氏女,14 岁时月经来潮,到 15 岁秋天,吃了很多的生冷瓜果,结果腹泻一个多月才好,从此闭经,请医生治疗,结果没有任何效果,到 16 岁时病越来越重。后请张锡纯来治疗,张锡纯发现此女身体瘦弱,微喘,干咳无痰,午后潮热,夜间更厉害,饮食减少,大便泄泻。脉数,细微无力。张锡纯用生山药粥,4 天泄泻痊愈。然后用资生通脉汤补气,加上鸡内金等化瘀的药,其中鸡内金是一味重要的药物。结果,10 天后,各种虚弱的症状消失,于是张锡纯又加入了土鳖虫等两味药,4 剂后,月经来临。

沈阳宋氏女,年 19 岁,自 17 岁时,胃有瘀滞作疼,调治无效,浸至不能饮食。脉象沉而无力,右部尤甚,为疏方:鸡内金 1 两,生酒曲、党参各 5 钱,三棱、莪术、知母各 3 钱,樗鸡(俗名红娘子)15 个,服至 8 剂,大小二便皆下血,胃中豁然,其疼遂愈。

盐山李氏妇,年 30 岁,胃脘旧有停积,数年不愈,渐大如拳甚硬,不能饮食。左脉弦细,右脉沉濡,为疏方:鸡内金 8 钱,生箭芪 6 钱,三棱、莪术、乳香、没药各 3钱,当归、知母各 4 钱,连服 20 余剂,积全消。

张锡纯在治疗闭经的时候,经常注重患者的脾胃功能,他认为只有将脾胃调理好,气血有了来源,月经才能来临,故他常常使用鸡内金,因为鸡内金既可以化瘀,又可以调理脾胃,可一药两用,所以效果也往往很好。

# 第 2 节　鸡内金的古今及现代临床应用研究

鸡内金是雉科动物家鸡的干燥砂囊内膜。作为家禽中较为常见且经济收益尚可的动物,家鸡生长快,成熟早,分布也十分广泛。因此,鸡内金在全国各地均有产出。鸡内金始载于《神农本草经》,及至南北朝开始出现少量炮制方法应用于临床,主要有健胃消食、涩精止遗、通淋化石之功效。主治食积不消、小儿厌食、经闭不行,治口疮、喉闭、乳蛾及走马牙疮,治斑秃、扁平疣,改善肠道保健功能。后世也因不同的临床应用开创了更多炮制及应用方法,宋朝更是达至顶峰。现代医学中,因鸡内金无毒,可入脾、胃、小肠、膀胱四经而起到消食积、健脾胃、涩精止遗、化坚积消结石的功效。现代医者将鸡内金或生用,或炒用,或焦干研末内服等,均广泛应用于现代临床治疗,且效果甚好,本章将详细论述鸡内金的临床应用。

## 一、治消化系统疾病

鸡内金是一种药食同源的物质,是临床常见的消食导滞药,主要含有胃泌素等,消食导滞功能甚强。其主要表现为能够使消化系统的分泌功能和蠕动功能得到明显的改善。消化系统功能明显增强,表现在胃运动延长及蠕动波增强,因而能够使得胃排空速率加快。根据鸡内金治疗的临床研究,口服鸡内金粉后,胃液分泌量及胃液酸度明显增加。

中医学认为,积为百病之源。《医学衷中参西录》中记载:"鸡内金,鸡之脾胃也……中有瓷石、铜、铁皆能消化,其善化瘀积可知……(脾胃)居中焦以升降气化,若有瘀积,气化不能升降,是以易致胀满,用鸡内金为脏器疗法。若再与白术等分并用,为消化瘀积之要药,更为健补脾胃之妙品,脾胃健壮,益能运化药力以消积也……不但能消脾胃之积,无论脏腑何处有积,鸡内金皆能消之"[3]。鸡内金的消积滞作用可分为消食积、消石积、消酒积与消瘀血等。

小儿厌食是小儿患者的一种常见病,是指小儿长期出现食欲明显减退,食量显著减少,甚至厌恶进食的病症,主是集中在 3~6 岁的儿童。小儿厌食是一种症状,而并不是一种独立的疾病。但如果小儿长期出现厌食现象,会严重影响其生长发育乃至身体健康。《明医指掌》云:"脾不和则食不化,胃不和则不思食,脾胃不和则不思而且不化。"小儿厌食不仅反映消化道的功能性或器质性疾病,且常出现在其他系统的疾病,尤其多见于中枢神经系统疾病,或精神障碍,或多种感染性疾病。现代治疗可运用健脾中药增强小儿肠道功能,从而改变厌食现象。鸡内金作为健胃消食的典型中药材,其治疗小儿厌食的药理作用并不主要是促进胃肠运动功能,其还可促使消化液分泌量增加,也可能是鸡内金中含有较高的消化素和锌,达到了促进消化的作用,因而起到了治疗厌食的效果。

### 1.鸡内金在治疗积食、厌食中的古方理论

鸡内金常被应用于消食积。古方中关于用鸡内金治疗积食的记载很多,而且有一定的疗效。鸡内金与其他中药配伍可治疗小儿积食及消化功能障碍,消食健脾。《本草备要》[4]记载:"鸡肫皮,甘,平,性涩。鸡之脾也。能消水谷,除热止烦,通小肠、膀胱。"《杂病源流犀烛·积聚癥瘕痃癖源流》[5]记载:"食积,食物不能消化,成积痞闷也,宜青礞石、鸡内金、枳实、巴豆、香附,方用保和丸、连萝丸、佐脾丸。"收录于《本草纲目拾遗》[6]中的锅焦丸,由锅焦、神曲、山楂、莲肉、砂仁和炒鸡肫皮组成,为小儿常用的健脾消食方。鸡内金还可治疗因食积所致的胃反及胃痛,"鸡肫膛烧灰,酒服。治疗反胃,食即吐出,上气"(《备急千金要方》)[7]。《验方新编》[8]中记载:"用鸡内金二钱,瓦上炒枯存性,加砂糖少许调服,治胃中因滞作痛者甚效。"

### 2.以鸡内金为主的治疗积食、厌食现代中成药

古代医书中,以鸡内金为主药材治疗小儿厌食的方剂繁多,在古方的基础上,现代人将鸡内金做成了一些消食化积的中成药,也深受患儿的欢迎。而在现代小儿厌食治疗领域中,以鸡内金为主要成分的成药也已经应用于临床,如小儿复方

鸡内金散、鸡内金山楂咀嚼片等。最常见的中成药有以下几种。

①小儿复方鸡内金散

【组成】鸡内金 34g、六神曲 66g。

【主治】用于小儿因脾胃不和引起的食积胀满、饮食停滞、呕吐泻痢。

【用法】制成散剂。口服,小儿每次 0.5g,每日 3 次,周岁以内酌减。

②小儿复方鸡内金咀嚼片

【组成】鸡内金、六神曲,辅料为蔗糖、甘露醇、枸橼酸、香精等。

【主治】健脾开胃,消食化积,用于小儿因脾胃不和引起的食积胀满、饮食停滞、呕吐泄泻。

【用法】口服,嚼碎咽下,小儿每次 1 片,每日 3 次。

【不良反应】可见恶心、呕吐、腹泻、口干、乏力、发热、皮疹或头痛,停药后可自行消失。

③鸡内金山楂咀嚼片

【组成】鸡内金、山楂、太子参、山药、陈皮、麦芽(炒)。辅料为白砂糖、葡萄糖、糊精、食用色素、硬脂酸镁。

【主治】健脾开胃,消食化积,用于小儿因脾胃不和引起的食积胀满、饮食停滞、呕吐泄泻。

【用法】口服,嚼碎咽下。小儿每次 1 片,每日 3 次。

【成分分析】鸡内金可消积滞、健脾胃,治食积胀满、呕吐、反胃、泻痢、疳积、消渴。山楂可消食积、散瘀血、驱绦虫,用于肉食积滞、胃脘胀满、泻痢腹痛。太子参可补益脾胃,益气生津,治肺虚咳嗽、咽干痰黏、气阴不足、心悸失眠。该产品将鸡内金、山楂、太子参、山药、陈皮、麦芽(炒)等中草药通过超离子融合,使吸收率比普通消食片高 5 倍以上。

④健胃片[《中国药典》(2015 版)]

【组成】山楂 16g(炒)、麦芽 16g(炒)、鸡内金 16g(醋)、草豆蔻 47g、生姜 16g、白芍 79g、延胡索 32g(醋)、六神曲 16g(炒)、焦槟榔 32g、苍术 79g(制)、陈皮 47g、柴胡 47g、川楝子 47g、甘草浸膏 9g。

【主治】疏肝和胃,消食导滞,理气止痛。主治肝胃不和、饮食停滞所致的胃痛、痞满,症见胃脘胀痛、嘈杂食少、嗳气口臭、大便不调。

【用法】口服。每次 6 片,每日 3 次。

【性状】本品为糖衣片或薄膜衣片,除去包衣后,显浅黄棕色至棕色;气香,味微苦、辛。

【禁忌】妊娠期女性慎服;不宜久服,肝功能不良者慎服。

### 3.鸡内金中西医结合治疗积食、厌食的临床实验研究

在鸡内金广泛用于小儿积食和厌食的传统治疗基础上,很多临床医生通过现代科技手段对鸡内金的功效进行深入研究,并与西药进行对照,为中药的功效和治疗效果提出了科学依据。王素敏[9]选取 82 例厌食症患儿,按随机数表法分为对照组和观察组(各 41 例),对照组给予双歧杆菌三联活菌散,观察组给予小儿复方鸡内金咀嚼片联合双歧杆菌三联活菌散,治疗 8 周后,比较两组患儿治疗后的临床疗效,并比较治疗前后腹部皮脂厚度以及不良反应。结果发现,观察组患儿治疗后总有效率为 97.56%,高于对照组的 80.49%,两组比较差异有统计学意义($P<0.05$)。两组治疗后,腹部皮下脂肪厚度均有所增加,且观察组患儿腹部皮下脂肪厚度增加明显优于对照组($P<0.05$),两组均未发生不良反应。

王燕杰[10]也做过小儿复方鸡内金咀嚼片联合双歧杆菌三联活菌散治疗小儿厌食的试验,选取 68 例符合条件的厌食症患儿,随机分为对照组和观察组。每组 34 例,在给予支持治疗的基础上,对照组给予双歧杆菌三联活菌散口服治疗,观察组在对照组基础上加用小儿复方鸡内金咀嚼片口服治疗,两组均持续治疗 8 周。治疗后比较两组患儿的体重增加幅度、食欲恢复时间、腹痛腹胀消失时间以及临床疗效。结果显示,观察组体重增加幅度高于对照组,观察组食欲恢复时间、腹痛腹胀消失时间均短于对照组,差异具有统计学意义($P<0.05$)。治疗后观察组的总有效率为 97.06%,高于对照组的 82.35%,差异具有统计学意义($P<0.05$)。该结果表明,小儿复方鸡内金咀嚼片联合双歧杆菌三联活菌散治疗小儿厌食症,能显著改善患儿的临床症状和体征,提高临床疗效。这些试验结果均表明,小儿复方鸡内金咀嚼片联合双歧杆菌三联活菌散治疗小儿厌食疗效确切,能够增强儿童食欲,增加儿童腹部皮下脂肪厚度,且无明显不良反应发生,安全性好,具有一定的临床用药参考价值。

小儿复方鸡内金咀嚼片由鸡内金和六神曲共同配伍而成,具有健脾开胃、消食化积功效。而小儿复方鸡内金咀嚼片中含有胃激素,促进消化的蛋白酶、淀粉酶等多种酶类,并能补充儿童所需的钙、铁、锌等微量元素,所以小儿复方鸡内金咀嚼片能通过促进胃液中胃酸和胃蛋白酶的分泌,增强胃动力以及补锌的作用,从而促进消化功能[11-13]。姜春侠等选取 26 例厌食症患儿,对其进行口服小儿复方鸡内金散治疗,以研究其治疗小儿厌食的疗效。结果表明,经治疗痊愈 11 人,显效 7 人,有效 7 人,无效 1 人,总有效率达 96.15%。可见小儿复方鸡内金散治疗小儿厌

食效果较好。

朱亚丽[14]对小儿复方鸡内金咀嚼片联合酪酸梭菌活菌散治疗小儿厌食进行了研究,将 78 例患儿采用随机数表法分类为观察组(39 例)和对照组(39 例)。对照组给予酪酸梭菌活菌散,观察组在对照组的基础上加用小儿复方鸡内金咀嚼片,治疗后对两组的临床疗效、临床体征恢复情况进行比较。结果发现,观察组的体重、食欲恢复时间、腹痛腹胀消失时间都显著高于对照组,且观察组的总有效率(94.87%)明显高于对照组(82.05%),差异均具有统计学意义($P<0.05$)。研究显示,治疗后观察组患儿体重与食欲情况明显增加,腹痛腹胀等相关临床症状病程明显缩短,观察组总有效率高于对照组($P<0.05$),提示小儿复方鸡内金咀嚼片联合酪酸梭菌活菌散治疗小儿厌食疗效显著。

靳红光[15]对小儿复方鸡内金咀嚼片联合枯草杆菌二联活菌颗粒治疗小儿厌食进行了疗效分析,跟踪收治的厌食症患儿 74 例,并随机将其分为对照组和观察组各 37 例,两组均用枯草杆菌二联活菌颗粒治疗,观察在对照组的基础上加用小儿复方鸡内金咀嚼片,两组的治疗疗程均为 7 周,观察并记录两组患儿治疗后的临床效果。结果显示,治疗后观察组体重增长高于治疗前,且高于对照组的体重增长变化,观察组的食欲恢复时间、腹痛腹胀消失时间均明显短于对照组,差异具有统计学意义($P<0.05$)。两组患儿在治疗中以及治疗后均未出现明显的药物不良反应。小儿复方鸡内金咀嚼片联合枯草杆菌二联活菌颗粒治疗小儿厌食症的临床治疗效果显著优于单用枯草杆菌二联活菌颗粒,而且安全性好,具有临床推广价值。

枯草杆菌二联活菌颗粒是微生态活性制剂[16],口服后可迅速到达肠道,提高肠球菌存活率,产生溶菌酶,抑制有害菌,消化一般消化酶不能消化的物质,利于肠道对各种营养物质的吸收。本研究采用小儿复方鸡内金咀嚼片与枯草杆菌二联活菌颗粒联合应用治疗小儿厌食症,治疗后患儿的体重比单用枯草杆菌二联活菌颗粒增加更明显,而且患儿的食欲恢复时间、腹痛腹胀消失时间均比单用枯草杆菌二联活菌颗粒显著缩短。中西医相互结合,两者优势互补,调整肠道内的菌群平衡,维持肠道正常功能,增强患儿的消化吸收功能,不仅能治疗厌食症状,还能促进肠道内微量元素的吸收,打破厌食症的恶性循环,使患儿各方面趋于平衡,增加生长发育速度,从而使患儿体重增加。

# 二、治口疮、喉闭、乳蛾及走马牙疳

口疮又名口腔溃疡,为临床常见病,常反复发作。口腔溃疡是一种常见病,是口腔黏膜疾病中发病率最高的一种疾病,普通感冒、精神紧张、消化不良、郁闷等情况都能偶然引起口腔溃疡,溃疡好发于唇、颊、舌缘等部位。《本草纲目》等记载,鸡内金有敛疮生肌、清热泻火、解毒等功效,可有效治疗口腔溃疡。

喉闭又称喉痹,为中医耳鼻喉科疾病咽喉病名词,是指以咽部红肿疼痛,或干燥、异物感,或咽痒不适、吞咽不利等为主要临床表现的疾病。"喉痹"一词,最早见于《内经》,如《素问·阴阳别论》:"一阴一阳结,谓之喉痹。"其含义较广,大抵包含了具有咽喉部红肿疼痛为特点的多种咽喉部急、慢性炎症。后世医家对疾病的分类渐趋详细,将"喉痹"作为一种独立的疾病区分开来,如《喉科心法》:"凡红肿无形为痹,有形是蛾。"但总的来说,古代医籍中"喉痹"的概念一直较为笼统。现代中医喉科对"喉痹"的概念已逐渐统一,系专指急、慢性咽炎,根据病因、病机的不同,急性咽炎又可称为"风热喉痹"或"风寒喉痹"。

乳蛾,中医病名,以咽喉两侧喉核(即腭扁桃体)红肿疼痛、形似乳头、状如蚕蛾为主要症状的喉病。发生于一侧的乳蛾称单乳蛾,双侧的称双乳蛾。乳蛾多由外感风热,侵袭于肺,上逆搏结于喉核;或平素过食辛辣炙煿之品,脾胃蕴热,热毒上攻喉核;或温热病后余邪未清,脏腑虚损,虚火上炎等引起。

牙疳又称为瘘管,是蛀牙后未及时治疗,波及牙髓,使牙髓坏死而引发炎症。感染扩散到根尖周组织形成急性根尖周炎,如未经过完善的治疗,根尖周牙槽骨就会被破坏吸收,向外排脓,会在牙龈上鼓起一个脓疱。脓液排出后脓疱消失,但由于未及时治疗,根尖周组织的炎症仍然存在,逐渐演变成慢性根尖周炎,它向外排脓的通道称为瘘管。

## 1.鸡内金治疗口疮、喉闭、乳蛾及走马牙疳的古方应用

《本草纲目》记载[17]:鸡内金"主喉闭、乳蛾、一切口疮、牙疳诸疮"。

《活幼新书》:鸡内金烧灰,敷之,治一切口疮。

《扶寿精方》:鸡内金,勿洗,以纸拭净,新瓦上烙脆,置青石上拔火毒,研为细末,先以米泔水漱口,然后敷末,治口疮。

《普济方》[18]:鸡内金烧灰研末,乳汁调服半,每日3次,治小儿咽口生疮及鹅口疮。

《子母秘录》：鸡肶内黄皮，为末，乳服半钱，敷之，治鹅口白疮。

《圣济总录》[19]：鸡肶胵黄皮，不拘多少，烧灰，治小儿咽口及口内生疮。

《经验方》：鸡肶黄皮(不落水者)五枚，枯矾五钱。研搽，治走马牙疳。

《青囊杂纂》：鸡肶黄皮勿洗，阴干烧末，用竹管吹之，治喉闭乳蛾。

《咽喉经验秘传》：用鸡内金不落水者，瓦上炙燥为末，有一钱加冰片一分，每两钱加儿茶二钱研匀，止痛收功，治咽喉腐烂疼痛。

《疡科选粹》：用鸡内金(炒存性)、飞矾、青黛各一钱，蟾酥、壁钱(炒存性)各五分，研极细末，吹入立愈，不能开口者吹鼻内，治走马牙疳。

《活幼新书》：用鸡内金阴干一两，白芷、铜青二味各半两，麝香一字，前三味锉、晒或焙为末，加麝香杵匀，每用一字或半钱，擦干患处，先用温盐水灌漱，后敷药。内金散治牙根肉臭，黑色有虫作痛。

## 2.鸡内金治疗口腔溃疡的现代临床研究

鸡内金有敛疮生肌、清热泻火、解毒等功效，是治疗口腔溃疡有效的药材。

过去民间将鸡内金烧灰存性，涂于溃疡面。为了探究其治愈率，孙爱芹[20]选取72例口疮患者，其中男性34例，女性38例，年龄为15~64岁，病程2天至10年。将鸡内金烧灰存性，涂于溃疡面，每日3次，全部病例涂药2~4次痛即止，3~10日溃疡面消失。

目前，临床上结合鸡内金古方经验联合现代营养知识，利用维生素 $B_2$ 修复黏膜的特点，董芬苏[21]等采用鸡内金和维生素 $B_2$ 治疗小儿鹅口疮，治愈率达100%，优于传统采用龙胆紫涂口腔疗法。用鸡内金10g，维生素 $B_2$ 10片，放在药臼中捣碎成粉末状，装于小瓶中备用。趁婴幼儿熟睡时，用饮料吸管或麦秆蘸取粉末，吹入婴幼儿口中，每天5~10次，一般2~3天痊愈。成年人口腔溃疡用此疗法3~4天均获痊愈。对于因肿瘤化疗引起口腔内软组织炎性反应，在使用维生素 $B_2$、锡类散、西瓜霜、牛黄上清丸等无效时，用鸡内金外敷溃疡面，同时口服五味消毒饮加味，治疗7天可痊愈。传统治疗小儿鹅口疮采用龙胆紫涂口腔，小儿配合度差，难以接受。鸡内金和维生素 $B_2$ 无毒无味，小儿易于接受。维生素 $B_2$，又名核黄素，味略苦，其主要作用是使溃疡愈合；鸡内金，主要作用为助消化。二者合用，鸡内金的香味掩盖了维生素 $B_2$ 的苦味，故婴幼儿易于接受。

苑艳娟[22]用鸡内金粉治疗放化疗后口腔溃疡，取鸡内金粉适量，研细粉备用。每天用温生理盐水清洁口腔，晨起及饭前、饭后漱口，防止食物残渣滞留，保持口腔卫生。在此基础上将鸡内金粉喷涂于溃疡面，以能覆盖溃疡面为宜，每天数次，鸡内金粉不必清除,可随唾液咽下。同时鼓励患者多饮水、多交谈以增加口腔活动,刺激唾液分泌,减轻溃疡面充血水肿,抑制炎症扩散。一般治疗7天,溃疡面明显缩小,疼痛减轻,继续治疗7天可愈。故此法适用于放化疗后口腔溃疡,可配合服用中药。本品价廉,疗效确切,是临床值得推广的好方法。

# 三、治扁平疣

疣是人乳头瘤病毒选择性感染皮肤或黏膜上皮引起的表皮良性赘生物[23]。在临床上,疣被分为寻常疣、扁平疣、趾疣、尖锐湿疣四型。扁平疣是由人乳头瘤病毒(HPV)感染引起的,好发于青少年的病毒感染性疾病。皮色或粉红色的扁平丘疹,多见于面部和手背,无明显的自觉症状。扁平疣是HPV通过皮肤黏膜微小破损进入细胞并复制、增殖,致上皮细胞异常分化和增生,引起的上皮良性赘生物[24],人是其唯一的宿主,传染源患者和健康带病毒者,主要经直接或间接接触传播。人体细胞免疫功能低下及外伤者容易感染,好发于颜面部、双手背。在临床治疗方法上,寻常疣、趾疣、尖锐湿疣均可选用激光、冷冻等方法治疗,疗效佳。对于扁平疣,现代西医一般采用维A酸软膏、咪喹莫特软膏等药物,冷冻及激光等疗法来进行治疗,但是扁平疣采用激光治疗容易很快地呈串珠样排列开(即Koebner现象),且冷冻治疗3~5次,效果也并不明显。而中医则发现,鸡内金为脊索动物门鸟纲雉科动物鸡的砂囊角质内壁,具有运脾消食、化坚消石、软坚消结的作用。鸡内金中的有效成分对扁平疣能够起到一定的治疗作用。而相比于冷冻、激光和手术等疗法经济成本高、手术后遗症风险大等缺点,鸡内金治疗扁平疣更容易在广大患者中普及应用。

## 1.鸡内金治疗扁平疣的古方应用

《集效方》中,有用鸡内金外擦治小儿疣目的记载。药物组成:取生鸡内金100g,白米醋300mL,浸泡30小时。外擦患处,每日5~6次。

## 2.鸡内金治疗扁平疣的现代临床应用研究

刘耀驰[25]用金醋消疣液治疗扁平疣126例,效果良好。治疗方法:生鸡内金100g,黑龙江白米醋300mL,装广口瓶内,浸泡30小时后即得"金醋消疣液"。治疗时,用镊子夹消毒棉球蘸上药液,涂擦患处,每日3次,10天为一疗程。疗效判断标准:①痊愈,治疗两疗程内扁平疣全部消失;②好转,治疗两疗程扁平疣消失70%以上;③无效,治疗两疗程扁平疣消失70%以下或愈后10天内有复发。结果:

痊愈 80 例(93.5%),好转 20 例(1.59%),无效 20 例(20.6%)。

何兴萍[26]选取 28 例病例,男性 4 例,女性 24 例;年龄为 7~34 岁;病变部位:颜面部 20 例,手背部 8 例。采用的治疗方法为:患者洗净患处后,取新鲜鸡内金涂擦患处,然后把鸡内金用清水浸泡于碗内,2 小时换一次水,以备下次再用。每日涂擦患处 3~4 次,2 天换一次新鲜鸡内金,用至扁平疣变软变紫、结痂脱落为止。结果为痊愈 24 例(经治疗后疣壳萎缩,全部脱落,不留色素沉着,皮肤恢复如常)、好转 2 例(经治疗后部分着疣壳脱落)、无效 2 例(治疗后与治疗前对比无显著差别)。本病例中大多数儿童颜面部扁平疣多于手背部,儿童患扁平疣经用本方全部治愈,无效的 2 例年龄均为 30 岁以上且病程已 1 年。

许志华[27]曾于 2006 年 5 月采用口服左旋咪唑和外擦鸡内金治疗颜面部扁平疣 1 例。女性患者,42 岁,左眼内眦周围皮肤长有针头大小扁平光滑的丘疹,皮疹数目较多且密集分布,其中一颗约 3mm×3mm,曾诊断为汗管瘤,采用激光治疗,15 天后,丘疹沿左侧鼻根部向上串珠样排列至左眉毛处,半年后,左面部颧骨皮肤上出现密集分布的淡褐色扁平光滑丘疹,随后扩展到整个颜面部,双手背及前臂出现分散且数目较多的淡褐色扁平光滑丘疹,伴瘙痒,停用一切化妆品,丘疹有增无减,瘙痒加重而就诊,门诊以扁平疣进展期进行治疗。至丘疹出现以来未用过任何药物治疗,符合现代皮肤病学诊断标准[28]。治疗方法为外擦鸡内金 36 天,口服左旋咪唑片 3 个疗程(31 天,共 1350mg),结果为皮损全部消退,观察 4 年无复发,取得了显著疗效。左旋咪唑为免疫增强剂,可增强机体低下的免疫功能,使受抑制的细胞免疫功能得以恢复正常,同时可激活单核巨噬细胞和多核细胞的趋化运动,使其作用于病变部位,还可激活单核巨噬细胞和多核细胞吞噬功能,提高其对细菌和病毒感染的抵抗力[29]。与鸡内金的化坚消石、软坚消结的作用相结合,其治疗扁平疣的疗效显著。

## 四、治肝病

鸡内金治疗肝病从古就有记载。在《黄帝内经·素问·腹中论》描述:"黄帝问曰:有病心腹痛,且食则暮不能食,此为何病? 岐伯对曰:名为鼓胀。帝曰:治之奈何? 岐伯曰:治之以鸡矢醴,一剂知,二剂已。"正如张介宾说:"鸡矢……攻伐实邪之剂也。凡鼓胀由于停积及湿热有余者,皆宜用之。若脾胃虚寒发胀及中气虚满等证,最所忌也,误服则死。"鸡矢醴方为《黄帝内经》十三方之一。《要药分剂》说:"鸡肫皮能入肝而除肝热,入脾而消脾积。"可见鸡内金入肝脾二脏,既针对肝经血热之病机而"除肝热",又"消脾积",健脾消食,改善食少、乏力之症状,标本兼顾[30]。《医学衷中参西录》中将鸡内金谓之能"治疟癖癥瘕,通经闭";"鸡内金,鸡之脾胃也,中有瓷石、铜、铁皆能消化,其善化瘀积可知 ⋯⋯(脾胃)居中焦以升降气化,若有瘀积,气化不能升降,是以易致胀病,用鸡内金为脏器疗法,若再与白术等并用,为消化瘀积之药,更为健补脾胃之妙品,脾胃健壮益能运化药力以消积也。不但能消脾胃之积,无论脏腑何处有积,鸡内金皆能消之"。肝藏血与营卫之气是否充足亦密切相关,《脾胃论》中的《脾胃虚则九窍不通论》篇曰:"胃之一腑病,则十二经元气皆不足也。气少则津液不行,津液不行则血亏。"脾胃生化气血不足则不能柔肝养肝,肝失柔顺则其气郁滞,诸病得生[31]。中医认为肝郁日久,肝脾受损,气滞血瘀,聚而成积,为其致病关键。鸡内金既能健脾胃,又善化瘀积,性味平和,久服收效,用治"肝积",标本兼顾。故张锡纯创建的鸡胵汤治气臌,方中以生鸡内金为君,配于术、生杭芍、柴胡、陈皮等品;还有鸡胵茅根汤治水臌、气臌并病,兼治单腹胀及单水臌胀、单气臌胀,方由生鸡内金、生于术、鲜茅根组成,张锡纯谓:"是臌胀者,当以理脾胃为主也。西人谓脾体中虚,内多回血管"。"若其回血管之血,因脾病不能流通,瘀而成丝成块,原非草木之根茎所能消化。鸡内金为鸡之脾胃,中有瓦石铜铁皆能消化,其善化有形瘀积可知,故能直入脾中,以消回血管之瘀滞。"至于湿阻中焦,脾失健运,肝失疏泄,胆汁不循常道而致黄疸之证,鸡内金能"理气、利湿"。

现代理论认为,慢性肝炎是指由不同病因引起的,病程持续 6 个月以上的肝脏坏死和炎症,如感染肝炎病毒(乙型肝炎病毒、丙型肝炎病毒)、长期饮酒、服用肝毒性药物等。临床上可有相应的症状、体征和肝生化检查异常,也可以无明显临床症状,仅有肝组织的坏死和炎症。病程呈波动性或持续进行性,如不进行适当的治疗,部分患者可进展为肝硬化。目前,临床上对于慢性肝炎的治疗主要为抗病毒、抗炎保肝、抗肝纤维化治疗,而对于病情进展到肝硬化的患者,常规抗病毒治疗只能延缓肝功能的失代偿进展,并不能改变最终结局,因此,抗病毒治疗成为慢性肝炎治疗的关键措施[32,33],但长期抗病毒治疗具有应答差、副作用多、耐药性高的缺点。而中医认为,慢性肝炎的病理变化与湿、毒、虚、瘀有关,治疗中以清热解毒、健脾和胃、凉血活血等为基本原则[34]。慢性肝炎的主要治疗方式除药物治疗外,合理的饮食调理能协助肝细胞的修复和再生,延缓病程进展,运用传统中药鸡内金具有一定的治疗效果。

## 1.鸡内金治疗肝病的古方应用

(1)鸡胵汤——《医学衷中参西录》上册

【组成】生鸡内金 4 钱(去净瓦石糟粕,捣碎),白术 3 钱,生杭芍 4 钱,柴胡 2 钱,广陈皮 2 钱,生姜 3 钱。

【主治】气郁成臌胀,兼治脾胃虚且郁,饮食不能运化。

【用法】水煎服。若小便时觉热,且色黄赤者,宜酌加滑石数钱。

本方鸡内金为鸡之脾胃,其擅长化解有形瘀积,能直入脾中,消化血管之瘀滞;配白术之健补脾胃,则消化之力愈大;柴胡在《本经》中被认为主肠胃中饮食积聚,能推陈致新,辅佐鸡内金消瘀,且与陈皮并用,一升一降,而气自流通也。如果其病有气臌,亦带有水气,可增加芍药。因芍药善利小便,即善行水,且与生姜同用,又能调和营卫,使周身之气化流通也。

(2)升降汤——《医学衷中参西录》上册

【组成】党参 6g、生黄芪 6g、白术 6g、广陈皮 6g、川厚朴 6g、生鸡内金(捣细) 6g、知母 9g、白芍 9g、桂枝 3g、川芎 3g、生姜 6g。

【主治】肝郁脾弱,胸胁胀满,不能饮食。

【用法】水煎服。

本症因脾虚下陷、肝胃失和所致,故用方中党参、白术、黄芪补气健脾,桂枝理肝升阳,陈皮、厚朴降逆和胃,白芍、川芎疏肝柔肝,鸡内金运脾消食,知母滋阴清热,防参、芪益气升阳而助热。

张锡纯曰:"此方惟少用桂枝、川芎以疏肝气,其余诸药无非升脾降胃,培养中土,俾中宫气化敦厚,以听肝气之自理。"

## 2.鸡内金治疗肝病的现代临床应用研究

现代研究证明,乙型肝炎是一种慢性传染性疾病,是一种病毒性肝病,中医将慢性乙型肝炎归属"肝着"范畴,病毒为其主要致病因素。其发病取决于病邪与人体正气相互作用的结果。邪气盛为主要矛盾时,辨证属实证,多见肝、胆、脾湿热症候明显;正气虚为主要矛盾时,辨证属虚证,多见肝、脾、肾气血精津亏损;邪正相持则为虚实夹杂证,临床最多见。结合中医的特点,来春茂创建了乙肝解毒汤。

乙肝解毒汤方 1:黄芪 30g、虎杖 15g、白花蛇舌草 15g、露蜂房 15g、半枝莲 15g、仙鹤草 15g、土茯苓 15g、淫羊藿 15g、鹿衔草 15g、柴胡 12g、郁金 12g、当归 12g、生鸡内金 12g、桂枝 9g、甘草 3g。

乙肝解毒汤方2:雄黄30g(色赤如鸡冠者为上品,效高毒性小)、生白矾(即酸矾)15g、五灵脂60g,共研细末装胶囊。清化解毒,活血祛瘀,健脾疏肝,益气湿肾。主湿热邪毒内蕴,肝郁血瘀,脾肾两亏,营卫失调。

李伟[35]用乙肝解毒汤等治疗慢性活动性乙型肝炎,对140例慢性活动性乙型肝炎患者随机分组,治疗组40例用乙肝解毒汤,对照一组40例用α干扰素,对照二组60例用猪苓多糖注射液加乙肝疫苗,进行疗效比较,观察近3年,结果治疗组的疗效优于对照一组和对照二组。

丁跃文[36]通过乙肝解毒汤治疗乙型肝炎并进行了观察,选择慢性乙型肝炎患者55例,其中男性34例、女性21例,年龄为18~65岁,平均36.8岁,随机将其分为治疗组30例,对照组25例。其中治疗组慢性乙型肝炎轻度者18例,中度者7例,病毒携带者5例;对照组慢性乙型肝炎轻度者13例,中度者6例,病毒携带者6例。两组患者常规给予复方丹参片、葡醛内酯片。治疗组服用乙肝解毒汤,对照组服用苦参素胶囊,两组均以3个月为1个疗程,两个疗程结束后统计结果,并规定患者在治疗前两周停止服用其他中西药。结果治疗组总有效率为80.0%,HBeAg转阴率为16.0%,HBV-DNA转阴率为24.0%。可见乙肝解毒汤具有较好的抑制HBV复制,改善患者临床症状及肝功能的作用。

段俊玮[37]用乙肝解毒汤治疗肝胆湿热型慢性乙型肝炎并进行了临床研究。选取门诊收治的72例肝胆湿热型慢性乙型肝炎患者为研究对象,将其分为对照组和实验组,每组各36例。对照组给予清肝毒胶囊配合还原型谷胱甘肽片治疗,实验组给予乙肝解毒汤配合还原型谷胱甘肽片治疗。结果显示,经过治疗后,实验组中显效12例,有效18例,无效6例;对照组中显效9例,有效17例,无效10例。实验组治疗有效率明显高于对照组,差异有统计学意义($P<0.05$)。结论证明,肝胆湿热型慢性乙型肝炎的治疗选用乙肝解毒汤配合还原型谷胱甘肽片,临床疗效较为理想。

# 五、治消渴症

消渴症又称为糖尿病,是一组以高血糖为特征的代谢性疾病,症状表现为多饮、多食、多尿、形体消瘦,或尿有甜味。本病在《黄帝内经》中称为"消瘅"。口渴引饮为上消;善食易饥为中消;饮一溲一为下消,统称消渴(三消)。历代本草记载中都有关于鸡内金治疗消渴的论述,鸡内金作为传统中药,应用历史悠久[38]。《神农本草经》中对鸡内金记载:"肶胵,裹黄皮,主泄利。尿白,主消渴,伤寒,寒热。"虽然

《神农本草经》中认为鸡内金没有治疗消渴的功效,但经过历代医家的实践证实,其具有治疗消渴的作用。唐宋时期,医学发展很快,含有鸡内金的治疗消渴的复方记载很多,如孙思邈使用鸡内金治疗消渴的 3 张方剂收在《备急千金要方》第二十一卷消渴淋闭方中,其中提到,"增损肾沥汤,治肾气不足,消渴小便多,腰痛;九房散,治小便多或不禁"。宋《三因极一病证方论》中古瓦汤使用鸡内金等"治消肾消中,饮水无度,小便频数"。《太平圣惠方》中有以鸡内金主药的肶胵散用以治疗消渴日久,其余含有鸡内金治疗消渴的复方达数十张方剂。《圣济总录》中"隔消饮水,鸡内金、栝蒌根各五两为末……"明清时期,虽在本草著作中多记述鸡内金有治疗膈消的功效,使用方剂多为唐宋时期所创,所创立的新方很少。民国时期,中医界名医辈出,在《医学衷中参西录》中,张锡纯认为在治疗消渴的玉液汤中"用鸡内金者,因此证尿中皆含有糖质,用之以助脾胃强健,化饮食中糖质,为津液也"。从历代医家应用鸡内金治疗消渴来看,鸡内金在治疗上消、中消、下消中均有应用。而且历代延续,证明其对消渴肯定有一定疗效。

**1.鸡内金治疗消渴证的古方应用**

《圣济总录》:鸡内金丸,具有运脾生津之功效。组成为:鸡内金、栝楼根各 5 两,捣罗为末,炼蜜为丸,如梧桐子大,每服 20 丸,食后温水下,稍加至 30 丸,每日 3 次。

《医学衷中参西录》:鸡内金配生山药、生知母、生黄芪、天花粉、葛根、五味子制成玉液汤治消渴证。"用鸡内金者,因此证尿中皆含有糖质,用之以助脾胃强健,化饮食中糖质,为津液也"。

**2.鸡内金治疗消渴证的现代临床应用研究**

历代医家关于鸡内金治疗消渴的应用历史悠久,鸡内金能消食健胃、祛瘀化浊、善化瘀血,现代药理学研究证实,鸡内金治疗消渴,能明显减少尿量,不但能够改善消渴的临床症状,而且对消渴的并发症亦有良好的治疗作用。

蒋长兴等[39]对鸡内金多糖(PECG)对糖尿病高脂血症大鼠血脂、血糖及细胞免疫功能的影响进行了研究,以高脂高糖饲料饲喂 Wistar 大鼠 30 天后,腹腔注射链脲佐菌素,继续以高脂高糖饲料饲喂,并分别以 80mg/kg 和 20mg/kg 剂量的 PECG 灌胃给药 40 天,测定血清血脂和血糖水平,计算胸腺指数和脾脏指数,检测淋巴细胞增殖能力,考察 PECG 对大鼠血脂、血糖及免疫功能的影响。结果显示,PECG 能显著降低糖尿病高脂血症大鼠总胆固醇(TC)、甘油三酯(TG)、低密度脂蛋白胆固醇(LDL–C)水平和空腹血糖浓度($P<0.05$),升高高密度脂蛋白胆固醇(HDL–C)、胸腺指数及脾指数($P<0.05$),高剂量组大鼠的淋巴细胞转化能力增强,刺激指数(SI)明显升高($P<0.05$)。

张丽丽[40]通过黄连配伍鸡内金治疗 2 型糖尿病,对鸡内金治疗糖尿病的机制进行了探究。黄连治疗消渴首见于《名医别录》:"主五脏冷热,久下泄脓血,止消渴……"《神农本草经百种录》云:"凡药能去湿者,必增热,能除热者,必不能去湿,惟黄连能以苦燥湿,以寒除热,一举两得,莫神于此。"《本草纲目》中亦有"治消渴,用酒蒸黄连"的记载。由此可见,以黄连治消渴古已有之。《医学衷中参西录》中言,"鸡内金为消化瘀积之要药,更为健补脾胃之妙品"。《太平圣惠方》中鸡肶散便用鸡内金和黄连共同用药治疗消渴证。二药配伍,以黄连泻脾胃积热,解浊毒之邪,以鸡内金补脾健胃,化内生之浊,对于脾一泻一补,之于浊毒一解一化,标本同治,有化浊解毒之功,故可达到治疗消渴的目的。

# 六、治妇科病

妇科疾病是女性的常见病、多发病。女性以血为主,与气血的盛衰、畅滞关系密切。导致女性疾病的原因虽多,但与脾胃机能失调关系密切:"内伤脾胃,百病由生。"可见脾的功能正常与否是发病的重要因素。若脾胃失调,生化之源不足,必然影响冲任二脉,便可以导致经、带、胎、产诸疾[41]。若脾失于健运,气血化源不足,由脾胃功能失调导致机体运化食物精华的能力下降,引起气血不足而气滞、血瘀、痰湿等,进而进一步形成郁结,导致一系列的妇科疾病。

中医癥瘕为妇科临床常见的一种病证,即女性腹部的肿块,或良性肿瘤,如子宫肌瘤、卵巢囊肿等。癥瘕的形成,多与正气虚弱、脏腑不和、气机阻滞相关,瘀血内停,气聚为瘕,血结为癥,以气滞、血瘀、痰湿及毒热为多见。民国大医张锡纯对于妇科癥瘕的治疗尤其有独到之处,对后世医家有着重要的指导和借鉴意义。他认为鸡内金能化瘀血而不伤气分,健脾胃而消癥积,故张锡纯将其广泛应用于多种瘀血阻滞的病症,并取得了很好的效果。他在治闭经时通补兼用,手法极其灵活,若脾胃虚弱,则以白术、山药为主,补后天以充化源,配合鸡内金、当归、丹参、桃仁、红花通调气血。张锡纯提出用鸡内金时,对癥瘕、经闭而体弱者,鸡内金较三棱、莪术更为适宜。"然鸡内金必须生用,方有效验,若炒熟用之则无效矣[42]。"

## 1.鸡内金治疗妇科疾病的古方应用

(1)内金鹿茸丸(《杨氏家藏方》卷十六)

【组成】鸡内金、鹿茸(去毛,醋炒)、黄芪(蜜炙)、牡蛎(火煅)、五味子、附子(炮,去皮脐)、肉苁蓉(酒浸)、龙骨、远志、桑螵蛸各等分。

【主治】因产后劳伤血气,胞络受寒,小便白浊,昼夜无度,脐腹疼痛,腰膝少力。

【用法】每服 50 丸,食前温酒或米饮送下。

(2)化瘀通经散(《医学衷中参西录》下册》)

【组成】炒白术等份、天门冬等份、生鸡内金等份。

【主治】消癥,通经闭。

【用法】上药研为细末。每次 9g,开水送下,每日 2 次;山楂片 9g 煎汤,冲化红糖 9g,以之送药更佳。鸡内金消癥通经;伍以白术者,恐脾胃虚弱,不任鸡内金之开通也;更辅以天门冬者,恐阴虚有热,不受白术之温燥也。

(3)棱莪七味散(《吉林中医药》,1986(6):16)

【组成】三棱 15g、莪术 15g、知母 15g、花粉 20g、鸡内金 5g、鸡血藤 50g。

【主治】慢性盆腔炎。

【用法】鸡内金捣碎冲服。水煎服,血瘀兼湿热加黄柏、连翘各 20g,银花 40g;血瘀兼寒加党参、黄芪各 25g,肉桂 15g,白术 20g。

(4)理冲汤(《医学衷中参西录》上册)

【组成】生黄芪 9g、党参 6g、白术 6g、生山药 15g、天花粉 12g、知母 12g、三棱 9g、莪术 9g、生鸡内金 9g。

【主治】益气行血,调经祛瘀。

【用法】用水三钟,煎至将成,加好醋少许,滚数沸服。

## 2.鸡内金治疗妇科疾病的现代临床应用研究

现代医学理论认为子宫肌瘤等属中医学"癥瘕"及"石瘕"等范畴,其病机为瘀血内停。中医药能明显改善本病症状,抑制子宫肌瘤生长或使其消散,表现出非手术治疗的优势,在改善患者症状的同时,提高患者的生活质量。王小萍[43]等观察了确诊为子宫肌壁间肌瘤的 60 例患者,无其他器官疾病患者随机分为治疗组和对照组各 30 例,子宫肌瘤最大径线<5cm,单发或多发,年龄为 27~50 岁。对照组单独采用桂枝茯苓胶囊治疗:每次 3 粒,每天 3 次,饭后服,连续 3 个月为 1 个疗程;治疗组采用桂枝茯苓胶囊联合生鸡内金 10g 治疗:鸡内金研末,水冲服,每天两次,治疗期间停用其他治疗子宫肌瘤药物。现代研究认为,雌激素、孕激素是子宫肌瘤生长的主要促进因素,子宫肌瘤的形成与性激素的过度刺激有关。通过观察子宫肌瘤体积、性激素及血液流变学的变化进行分析。结果显示,治疗组总有效率

为93.3%,对照组总有效率为76.7%,雌激素、孕激素治疗前后有一定的变化,治疗组的激素降低得更加明显。治疗组和对照组的全血黏度和血浆黏度治疗前后有显著性差异,两组血流变指标无显著性差异。

　　湖南中医药大学博士研究生导师、妇科专家尤昭玲教授擅长用生鸡内金治疗脾虚型月经过少、月经后期,甚至闭经者。她认为生鸡内金为健胃补脾之妙品,临床多与生山药配伍组成药对。其中鸡内金养胃阴,生胃津,健脾消食;山药归脾、肺、肾三经,既能补脾肺之气,又能益肺肾之阴,两药参合,山药补脾,鸡内金益胃,脾胃相合,则气血生化有源,血海按时满盈,月事以时而下。且山药之补得鸡内金之消,使补而不滞,消而不伤,共奏补脾益胃、养血调经之效[44]。而对于"女子血枯不月"患者,鸡内金可改善和增强脾胃功能,使气血逐渐充盛,血海满盈,从根本上改善患者的症状。同时鸡内金善化瘀血,"能催月信速于下行",使血海"瘀血坚结者自然融化"。

　　多囊卵巢综合征(PCOS)相当于中医"闭经""癥瘕""不孕"的范畴。常造成月经紊乱、持续排卵障碍、高雄激素血症、卵巢多囊性变等一系列表现,尤昭玲教授认为,PCOS属肾、肝、脾三脏功能失调,气、血、水三者每互牵连为患,痰瘀互结所致。在调理脏腑、理气活血、消痰化瘀、软坚散结综合治疗中认为生鸡内金既为消化瘀积之药,同时又为健补脾之妙品,且临床多配合水蛭加入调经方药之中,成为"对药",两药相伍,不仅能加强消积化瘀之功效,且鸡内金能顾护脾胃,防止水蛭破血逐瘀而伤正气。两者相须相畏共用,治血瘀经闭甚效。

# 七、治结石

　　结石是人体或动物体内的导管腔中或腔性器官(如肾脏、输尿管、胆囊或膀胱等)的腔中形成的固体块状物,主要见于胆囊及膀胱、肾盂中,也可见于胰导管、涎腺导管等的腔中。结石由无机盐或有机物组成。结石中一般有一核心,由脱落的上皮细胞、细菌团块、寄生虫卵或虫体、粪块或异物组成,无机盐或有机物再层层沉积核心之上。由于受累器官的不同,结石形成的机制、所含的成分、形状、质地、对机体的影响等均不相同。总的说来,结石可造成管腔梗阻,影响受累器官液体的排出,产生疼痛、出血或继发性感染等症状。

　　不同部位结石的临床表现有很大差异,同一部位的结石会因为结石的大小、是否存在继发感染等有不同的临床表现。上尿路结石主要症状是疼痛及血尿,通常患者都会出现肉眼或镜下血尿,后者更为常见。若继发感染,可表现为急性肾盂肾炎及肾积脓。双侧上尿路结石引起的严重梗阻可导致患者出现尿毒症。膀胱结石典型症状为排尿突然中断,疼痛放射至远端尿道及阴茎头部,伴排尿困难和膀胱刺激征。胆囊结石绝大部分没有临床症状,胆囊结石的典型症状为胆绞痛,部分还可表现为胆囊炎发作。有些患者可以表现为 Mirrizzi 综合征(胆囊炎、梗阻性黄疸、胆管炎)。若结石排入胆管,可造成胆管结石。胆管结石患者可以没有临床症状,也可以表现为腹痛、黄疸。若合并胆管感染者可表现为发热、腹痛及黄疸,严重者则会出现休克及精神神经系统症状。部分胆囊结石还可能会引起胆源性胰腺炎的发作。

泌尿系结石属中医"石淋""砂淋"范畴。主要病机为肾虚、血瘀气滞和湿热下注[45]。淋证的病因病机,《金匮要略》谓"热在下焦",由无形之邪,炼液成石,终成有形之邪。《诸病源候论》中指出:"诸淋者,由肾虚而膀胱热故也。""肾主水,水结则化为石,故肾客砂石。肾虚为热所乘,热则成淋 ……"可见,尿路结石基本病机是肾气亏虚为本,下焦湿热为标。

结石为生物体内病理矿化的产物,古代以石淋为名。在传统中药中,有很多疗效显著的抗结石中药,其中鸡内金的使用次数较高,在常用的 288 个方剂中,鸡内金的使用次数达 158 次[46]。

## 1.鸡内金治疗结石的古方应用

(1)砂淋丸(《医学衷中参西录》)

【组成】鸡内金 30g、生黄芪 24g、知母 24g、白芍 18g(生白芍)、硼砂 18g、朴硝 15g、硝石 15g。

【功效与作用】通淋化石。主治砂淋、石淋。

【用法】共研细末,炼蜜为丸,梧桐子大。食前开水送服 9g,日服 2 次。

【方解】本方可用于治疗泌尿系统结石。方中鸡内金、生黄芪、知母益气通淋;白芍、硼砂、朴硝、硝石通淋化石。全方共奏通淋化石之功。

(2)桑根三金二石汤

【组成】桑树根(桑枝亦可)30g、金钱草 30g、海金砂 30g、鸡内金 10g(砂炒研末,分吞)、滑石 30g、石韦 15g、王不留行 9g、牛膝 9g、草薢 9g。

【功效与作用】通淋化石。用于肾虚湿热蕴结,具有清热利湿、通淋止痛的功效。

【用法】水煎服,每日 1 剂,分 3 次服。若有肾盂积水,加炒白芥子、炒莱菔子各 15g。

（3）三金排石汤（印氏方）

【组成】海金沙 60g(包)、川金钱草 60g、鸡内金 12g、石韦 12g、冬葵子 10g、滑石 15g(包)、车前子 12g(包)。

【主治】尿中挟有砂石，小便刺痛窘迫，或突然尿中断，少腹连腰而痛，或尿中带血。

【功效与作用】利尿排石。

【辨证要点】本证属于"石淋"范畴，系因肾或膀胱结石，小者如砂，大者如石，此砂石刺激膀胱、尿道，故小便刺痛，堵塞尿道则小便断续不畅；由于腰为肾之府，肝脉绕阴器、循少噗，故痛连少腹及腰部砂石刺伤尿道，可见尿血。

【适应证】泌尿系统结石。

【加减】尿石不尽加煅鱼脑石 30g(黄花鱼头脑颅腔的两块硬骨)，以加强排石作用，痛甚者加琥珀末 3g(冲服)。

方中石韦、海金沙、金钱草清热利湿，活血化瘀，为治结石之佳品；鸡内金、硝石善化结石；车前子、冬葵子能淋利尿；诸药合用共奏利石、排石、化石之功。

（4）三金排石汤

【组成】金钱草 60g、鸡内金 30g、海金沙 20g、石苇 15g、萹蓄 15g、车前子 15g、瞿麦 12g、滑石 12g、木通 10g。

【功效与作用】利尿排石。

【用法】每日 1 剂，煎成 500mL，分 2 次温服。连服 6 天为 1 疗程。另配合多饮水(茶水更好)，多活动。

【加减】疼痛加延胡索 12g；血尿加白茅根 15g；内热加黄柏、知母各 10g。

该方金钱草、海金沙、石韦、滑石清热通淋排石为君；鸡内金、车前子清热利湿通淋为佐使。诸药合用，共奏清热通淋、化石排石之功。

## 2.鸡内金治疗结石的现代临床应用及研究

兰永龙[47]对三金二石汤加减治疗泌尿系结石的体会进行了总结。其治疗的患者 B 超示左输尿管上段结石大小约为 0.6cm×0.7cm；左侧腰部酸胀疼痛，牵引左下腹部，伴尿频尿急，口苦咽干，舌质白、黄腻。采用处方金钱草 30g、海金沙(包煎)20g、鸡内金 30g、石韦 20g、滑石 20g、大黄 10g、木通 10g、栀子 l0g、瞿麦 15g、萹蓄 15g、香附 12g、元胡 20g，上药服 8 剂，随小便排出黄豆大小的结石，黑色，形状不规则。余无其他不适，尿量增多，色清，痊愈。

张明顺[48]对三金排石汤治疗泌尿系统结石的效果进行了分析。100 例泌尿系统结石患者作为研究对象,随机将其分为排石汤组(n=50)和肾石通组(n=50),肾石通组患者应用肾石通颗粒进行治疗, 排石汤组患者应用三金排石汤进行治疗。若患者的疼痛症状较为严重,可在此方中加入延胡索 12g。若患者有血尿的症状,可在方中加入白茅根 15g。若患者有内热的症状,可在此方中加入黄柏 10g、知母10g。将上述药物用清水煎煮后去渣取汁 500mL,每天 1 剂,分 2 次空腹温服,连续用药 14 天。肾石通颗粒的用法是:温水冲服,每次 1 包,每天 3 次。在这两组患者服药期间,告知其多饮水,多活动。对比分析两组患者的治疗效果,结果显示,排石汤组患者治疗的总有效率为 94.0%, 肾石通组患者治疗的总有效率为 72.0%,与肾石通组患者相比,排石汤组患者治疗的总有效率更高,差异有统计学意义($P<$0.05)。可见用三金排石汤治疗泌尿系统结石的临床效果显著。

陈沛[49]采用大剂量的鸡内金进行了泌尿系统结石治疗的临床观察。具体方法为鸡内金、金钱草各 30g,瞿麦 15g,白芍 9g,牛膝 10g,台乌药 9g。将上述药水煎 2次,浓缩得滤液 120mL,每日分 3 次口服,连服 6 周后复查。未愈者可服第 2 疗程。服药后嘱其多饮水,跳跃活动 5 分钟。通过临床观察 7 例 B 超证实患者,其中肾结石 2 例,输尿管结石 4 例,膀胱结石 1 例。结石直径最大为 21mm,最小为 6mm。病程最长 6 年,最短为 3 天。服药后主要症状消失,小便中有结石排出,B 超复查阴性者为痊愈 2 例,主要症状减轻;B 超复查结石缩小者为好转 2 例;治疗前后无明显变化者 3 例。临床用鸡内金治疗结石,报道不少,但用量较轻,一般在 6~10g 之间。有人曾统计,排石有效率不超过 30%。当把鸡内金的用量增加到 30g,利用其通淋化石之功效配以具有利尿作用而引起输尿管蠕动增强的金钱草、瞿麦,以及能行气活血、解痉缓急、引石下行的乌药、白芍、牛膝,使其排石作用提高近两倍,达到 57.2%。说明大剂量鸡内金治疗泌尿系统结石确有疗效。因此,对于如何利用中药来治疗泌尿系统结石,特别是重用鸡内金,以及探讨它的治疗原理和药理以提高排石率,减少手术治疗痛苦,还有待于进一步的探讨和研究。

尹国朝[50]通过自制鸡内金胶囊对胆囊结石的 84 例患者进行治疗疗效观察。将 84 例胆囊结石患者随机分为治疗组和对照组各 42 例,治疗组口服自制鸡内金胶囊治疗;对照组口服消炎利胆片治疗,疗程均为 3 个月。分别于治疗前、后行 B超检测观察胆囊结石排净率及综合疗效。结果显示,对于结石排净率,治疗组为64.28%,对照组为 14.29%,两组的比较差异有统计学意义($P<0.05$);对于总有效率,治疗组为 90.5%,对照组为 40.5%,两组的比较差异有统计学意义($P<0.05$)。鸡内金胶囊治疗胆囊结石疗效肯定,总有效率为 90.5%,疗效明显优于对照组。疗程短、疗效佳、无创、不影响患者的工作和学习、服用方便、价廉、无明显的不良反应,

根据基层的医疗条件、患者的经济条件及胆囊结石情况(直径<2cm、个数<3个)等采用自制鸡内金胶囊治疗胆囊结石,受到广大胆囊结石患者的欢迎。

戴兴歧[51]采用鸡内金核桃仁蜂蜜配方治疗上尿路结石189例,临床实践证明,本配方治疗上尿路结石效果良好,且用药简单、不良反应小,避免了手术的痛苦。具体配方为取生鸡内金250g,洗净、晒干、研末,核桃仁500g研碎,混合后加入蜂蜜500mL充分搅拌均匀。189例患者中男性143例,女性46例,年龄18~75岁,平均33.6岁。肾结石47例,输尿管上段结石15例、中段25例、下段102例。结石长径最大1.7cm,最小0.5cm,伴肾积水83例。患者均有腰腹痛及镜下血尿,约半数有肉眼血尿,均由B超或X线片检查确诊治疗。患者均口服上述配方两汤匙(约30g),白水送服,早晚各1次。同时嘱患者多饮水,维持尿量在2~3L/d,亦可配合口服利尿药物。伴有泌尿系统感染者应用抗生素。每次服药后患者做适度的跳跃运动或上下楼梯,以利于结石排出。连续服用2周为1个疗程,疗程间隔1周。治疗标准为:治愈,结石排出,症状消失;有效,结石位置下移,症状减轻或消失;无效,结石位置不变,症状未减轻。结果显示,治愈127例,占67.20%;有效45例,占23.81%;无效17例,占8.99%。患者服药后无一例出现腰腹痛及血尿加重,未出现胃肠道反应或其他不良反应。

鸡内金性味甘、平,归脾、胃、小肠、膀胱经,长于健脾消积、通淋化石。清代《握灵本草》中认为鸡内金:"治小便淋沥涩痛,五钱烧研。"现认为鸡内金生用适于通淋化石,砂烫后能增强健脾消积作用,炒焦后能增强消食作用,也有报道鸡内金可用滑石粉炒以增强鸡内金的化石利水之功[52]。中药金钱草、石韦、滑石、车前子、鸡内金、木通、瞿麦、萹蓄等有促进上尿路结石排出的作用。核桃仁性温,味甘,入肾、肺经,主治肾虚不固、腰脚酸软、阳痿遗精、小便频数、肺肾气虚、咳嗽气喘、大便燥结、痔疮便血等病症。现代药理研究表明,核桃仁中含有的丙酮酸能促进泌尿系统结石和胆管结石溶解、消退和排泄。蜂蜜来源为蜂蜜科中华蜜蜂或意大利蜂在蜂巢中酿成的糖类物质,性味甘、平,归脾、肺、大肠经。李时珍在《本草纲目》中阐述蜂蜜的药用功能:"清热也,补中也,解毒也,润燥也,止痛也。"故鸡内金、核桃仁、蜂蜜三者结合具有化坚消石之功,对促进结石排出、消除尿路炎症、解除肾绞痛有良好的效果。临床实践证明,本配方治疗上尿路结石效果良好,且用药简单,不良反应小,避免了手术的痛苦,值得临床推广使用。

冯金英[53]采用通淋石汤治疗泌尿系统结石21例,也对鸡内金治疗泌尿系统结石进行了临床研究。采用的治疗方药为鸡内金160g,金钱草120g,海金沙(包煎)、瞿麦各15g,石韦25g,木通、车前子(包煎)、萹蓄、滑石粉各10g。先煎鸡内金,以软可食为度,然后取出鸡内金加食盐适量,1 次食完。余药用鸡内金煎服,每日 1 剂,一疗程 10~15 天,休息 6 天。在休息期间,单独口服鸡内金散,每日 3 次,每次 10g。如此反复 3~4 个疗程,即可治愈。合并泌尿系统感染者加金银花、鱼腥草各 6g;合并血尿者加仙鹤草 6g、三七 10g;合并排尿困难、疼痛者加滑石粉、鱼腥草、萹蓄、金银花、瞿麦等,痛甚者可用西药止痛。

　　治疗结果显示,痊愈:临床症状消失,B 超和腹部平片检查,结石消失者 11 例。显效:临床症状明显好转,经 B 超和腹部平片检查仍有结石存在,但较治疗前明显缩小者 8 例。无效:临床症状虽稍减轻,B 超和腹部平片检查,结石依然存在。无改变者 2 例。

　　华敏[54]采用通淋排石中药治疗观察泌尿系统结石 185 例,治疗方案为金钱草 30g,白茅根 20g,鸡内金 18g,郁金、杜仲、猪苓、川牛膝、石韦各 15g,威灵仙、草薢各 13g,乌药、瞿麦、海金沙、萹蓄、甘草各 12g,琥珀 7g。根据不同情况不同部位的结石加减水煎服,每天一剂,分早晚两次服用,10 天为一个疗程。在肾绞痛发作的期间服用疗效更佳。185 例泌尿系统结石患者的治疗结果显示,治愈:肾结石 5 例,输尿管结石 127 例。好转:肾结石 14 例,肾结石伴输尿管结石 33 例。无效:肾结石 6 例。其中有 1 例,右肾结石痊愈后,数月左肾再次发现结石继续服药后痊愈,再未发现复发。

　　根据姜德友[55]从“虚”论治疗肾结石的经验来看,他认为肾结石应以固护肾气为要,临床选用鸡内金等组方,可利水消石,收效良好。

# 参考文献

[1]张文凤.张锡纯巧用鸡内金经验[J].江苏中医药,2009,41(7):64-65.

[2]张莉莉,史渊源,王路,等.从《医学衷中参西录》谈张锡纯应用鸡内金特色[J].环球中医药,2019,12(12):1911-1913.

[3]张锡纯.医学衷中参西录:上册[M].石家庄:河北人民出版社,1974.

[4]汪昂.本草备要[M].张一昕,点校.北京:人民军医出版社,2007:219.

[5]沈金鳌.杂病源流犀烛[M].北京:中国中医药出版社,1994:216.

[6]赵学敏.本草纲目拾遗[M].北京:中国中医药出版社,1998:312.

[7]孙思邈.备急千金要方[M].魏启亮,郭瑞华,点校.北京:中医古籍出版社,1999.

[8]鲍相璈.验方新编:下册[M].北京:人民卫生出版社,1990.

[9]王素敏,丁明.小复方鸡内金咀嚼片治疗小儿厌食临床疗效分析[J].医学理论与实践,

2018,21:3259-3260.

[10]王燕杰.小儿复方鸡内金咀嚼片联合双歧杆菌三联活菌散治疗小儿厌食症的临床疗效研究[J].医学信息,2018,31(15):76-78.

[11]姜春侠,段大航,孙丕东,等.小儿复方鸡内金散治疗小儿厌食临床疗效观察[J].井冈山医专学报,2006,13(5):30-31.

[12]迟玉森,邵允琪.鸡内金有效成分的提取及其改善肠道保健功能的研究[J].食品工业科技,1999,20(4):21-22.

[13]张露蓉,江国荣,王斐,等.六神曲生品与炒制品的消化酶活力及胃肠动力比较[J].中国临床药学杂志,2011,20(3):148.

[14]朱亚丽,张奥妮.小儿复方鸡内金咀嚼片联合酪酸梭菌活菌散治疗小儿厌食 39 例[J].中国民族民间医药杂志,2018,2172-75.

[15]靳红光.小儿复方鸡内金咀嚼片联合枯草杆菌二联活菌颗粒治疗厌食 74 例疗效分析[J].医学理论与实践,2019 年第 13 期 2085-2087.

[16]徐心坦,朱萍,郑伟,等.口服枯杆菌二联活菌颗粒治疗小儿厌食的临床研究[J].中国药师,2013,16(8):1215-1216.

[17]李时珍.本草纲目:校点本[M].北京:人民卫生出版社,1982:2595.

[18]朱橚.普济方:第七册[M].北京:人民卫生出版社,1959:767.

[19]赵佶.圣济总录[M].北京:人民卫生出版社,1962:2048.

[20]孙爱芹,王立宇,潘新杭.鸡内金灰外敷治口疮[J].中国民间疗法.2002,10(5):25.

[21]董芬苏,苏桂华,张宏伟.鸡内金和维生素 $B_2$ 合用治疗小儿鹅口疮[J].中国民间疗法,2006,14(11):64.

[22]苑艳娟,苑颖娇.鸡内金粉治疗放化疗后口腔溃疡[J].新中医,2008,40(6):115.

[23]张学军.皮肤性病学[M].第五版.北京:人民卫生出版社,2002:69.

[24]张学军.皮肤性病学[M].第六版.北京:人民卫生出版社,2004:61.

[25]刘耀驰.金醋消疣液治扁平疣[J].医学文选,1991,(3):15-15.

[26]何兴萍.鸡内金外治扁平疣 28 例临床报告[J].贵州医药,1998,(06):415

[27]许志华、周娟娟.鸡内金和左旋咪唑治疗颜面部扁平疣[J].中国民族民间医药杂志,2011,20(01):128.

[28]杨国亮,王陕生.现代皮肤病学[M].第二版.上海:上海医科大学出版社,1996:304-306.

[29]倪家元.现代皮肤性病治疗学[M].第五版.北京:人民军医出版社,1994:60-61.

[30]任晓芳.杨震教授在肝病治疗中喜用鸡内金的经验[J].陕西中医,2003,24(1):54.

[31]兰苗苗,李卫强.张锡纯肝病证治经验及用药特色探析[J].内蒙古中医药,2019,38(10):62-63.

[32]王进忠,钟世杰,杨荣源,等.岭南名医岑鹤龄养阴扶脾活络法论治慢性肝炎[J].广州中医药大学学报,2017,34(I):123-125.

[33]王志强.健脾柔肝汤治疗慢性肝炎肝纤维化临床分析[J].中西医结合心血管病电子杂志, 2016,4(35):146.

[34]李佳楠,代丽娟,韩有文,等.健脾疏肝汤对慢性乙型肝炎患者血清 MMP-2 和 TIMP-2 的影响[J].黑龙江医药科学,2015,38(1):111-112.

[35]李伟.乙肝解毒汤等治疗慢性活动性乙肝 140 例临床对照观察[J].云南中医中药杂志, 1997,18(3):8-9.

[36]丁跃文,马俊杰.乙肝解毒汤治疗乙型肝炎 30 例[J].现代中医药,2008,28(6):16-17.

[37]段俊玮,郝毅.中药乙肝解毒汤治疗肝胆湿热型慢性乙型肝炎的临床研究[J].中医临床研究,2020,12(20:128-130.

[38]宁雪峰,陈晴.鸡内金治疗消渴的考证与探讨[J].光明中医,2011,26(3):600-601

[39]蒋长兴,蒋顶云,熊清平,等.鸡内金多糖对糖尿病高脂血症大鼠血脂、血糖及细胞免疫功能的影响[J].中国实验方剂学杂志,2012,18(20):255-258.

[40]张丽丽,崔庆荣.黄连配伍鸡内金治疗 2 型糖尿病机理探析[ J].河南中医,2011,31(12): 1431-1432.

[41]张建伟.郑惠芳老中医健脾法治疗妇科病经验撷菁[J].光明中医,2013,25(5):900-901

[42]李旺,张淑萍.张锡纯运用鸡内金经验浅析[J].陕西中医,2006,27(1):99

[43]王小萍,崔英.生鸡内金对子宫肌瘤患者血流变及性激素的影响[J].实用中西医结合临床,2013,13(6):39,62

[44]尤昭玲,文乐兮.妇产科常用药对[M].北京:人民军医出版社,2004:107-108,111

[45]刘玉萍,王耀光.自拟益肾降浊化瘀汤配合西药治疗单纯高尿酸血症临床观察[J].辽宁中医药大学学报,2019,11(2):1-3.

[46]李华荣.中药治疗泌尿系统结石的中文文献分析[J].中国药业,2001,10(11):41.

[47]兰永龙.三金二石汤加减治疗泌尿系结石的体会[J].中医临床研究,2011,3(15):103.

[48]张明顺.用三金排石汤治疗泌尿系统结石的效果分析[J].当代医药论丛,2017,15(13):3-4.

[49]陈沛.重用鸡内金治疗泌尿系结石[ J].江苏中医,1992,(12):9.

[50]尹国朝,万青,程静,等.自制鸡内金胶囊治疗胆囊结石 42 例疗效观察[J].中国疗养医学, 2014,23(11),1005-1006.

[51]戴兴歧,王永刚,陈霞.鸡内金核桃仁蜂蜜配方治疗上尿路结石 189 例[J].现代中西医结合杂志,2005,(22):2982.

[52]陶锡良.鸡内金可用滑石粉炒[J] .中国中药杂志,1997,22(9):538.

[53]冯金英,郭继文.通淋排石汤治疗泌尿系结石 21 例[J].陕西中医,1994,(10):463.

[54]华敏.通淋汤治疗泌尿系结石 21 例[J].陕西中医,2011,32(9):1133-1134.

[55]张宇,袁颖超.姜德友从"虚"论治肾结石经验[J].江苏中医药,2017,49(4):15-17.

# 第 **6** 章

# 鸡内金研究的现代文献统计分析

鸡内金作为一种应用多年的药食同源物质,由于其取材方便,炮制简单,食用效果好,因此在日常生活中被老百姓广为使用,而且由于鸡内金功效众多,被广泛应用于临床,关于鸡内金的临床应用也逐渐被人们挖掘和整理。现将超星发现系统中统计的相关鸡内金的文献资料进行整理和分析,希望对今后鸡内金的研究起到帮助作用,通过分析也可为相关研究人员在科研选题及研究方向方面提供相应的数据支持。

## 第1节 鸡内金论文发表统计分析

### 1.鸡内金期刊论文发表情况

通过超星发现系统查询资料,发现最早有记载的关于鸡内金的论文发表可追溯到 1905 年,有两篇文章。但真正有连续期刊论文发表是从 1978 年恢复高考以后,并随着科研的发展速度,鸡内金期刊论文也呈现逐步增加的趋势。统计分析发现,1970—1979 年共发表 45 篇,1980—1989 年期刊论文共 379 篇,随着研究者的增加, 期刊论文的数量越来越多,2000—2009 年共有 1530 篇,2010—2019 年共982 篇,发展趋势见图 6-1。

近 20 年是我国科研发展速度最快的时期,通过分析近 20 年有关鸡内金论文发表的数量,发现关于鸡内金的研究同样也处于研究的高发阶段,发表的论文数量也出现大幅度增长。其中,在 2008 年对鸡内金的研究论文达到一个新的高度。但随着热度的降低,论文数量也在递减,最近 5 年有关鸡内金的论文数量出现缓慢下降趋势。近 20 年的期刊论文发表情况见图 6-2。

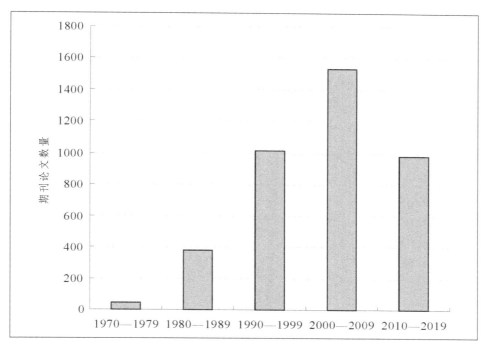

**图 6-1**　不同时期鸡内金期刊论文的发表数量。

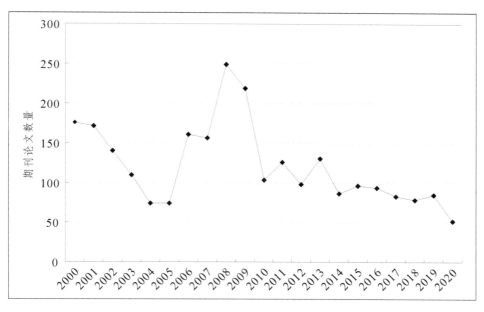

**图 6-2**　2000—2020 年期刊论文发表数量的情况。

## 2.学位论文发表情况

为了发扬和传承中医的古方和经方,很多临床医生根据多年的临床经验指导硕士研究生或博士研究生进一步研究鸡内金的药理作用或临床功效,因此有大量的学位论文发表。统计近 20 年的鸡内金学位论文可以看出,在 2015—2018 年处于研究的高峰。硕士研究生学位论文是博士研究生学位论文的 5 倍左右。近 20 年学位论文发表情况见图 6-3。

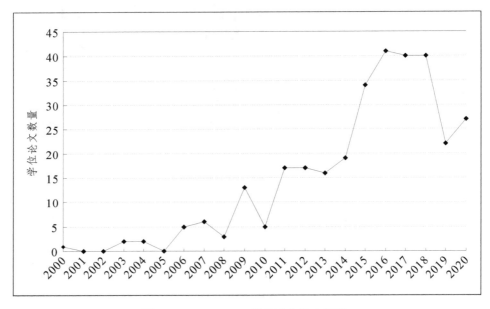

图 6-3 2000—2020 学位论文发表情况。

# 第 2 节 鸡内金专利申请统计分析

随着我国对科研投入的经费逐年增加,科研评价已不单纯从论文一个方面反映基础研究应用和创新成果,专利也是衡量一个科研创新力的重要依据。因此,我国近几年专利的申报出现了大幅增长的趋势,鸡内金同样在近 5 年出现专利申报数量飞速增长的局面。通过从佰腾网(专利检索系统)检索以鸡内金为关键词的中国专利情况,到目前为止,共有专利 9080 件,其中发明专利 9016 件,发明授权专利 1817 件,发明公开专利 7199 件。但从申请的鸡内金发明专利与真正授权的发明专利数量比,授权专利仅占申请专利的 25%,这与鸡内金本身是药食同源的材料有关。因为很多发明专利申请的是食品类的,高科技含量比较低,因此获得授权的比例也较少。另外,实验新型专利有 19 件,主要是围绕鸡内金炮制方法、制备装置及鸡内金产品的制作装置等方面。同时还有外观专利 15 件。图 6-4 是近 20 年的专利申请情况, 从图中可以看出,2015—2018 年是鸡内金专利申请最多的时期,其中最高年份的申请超过 1000 份,可见人们对鸡内金专利申请的热情。但近几年呈现下降趋势。

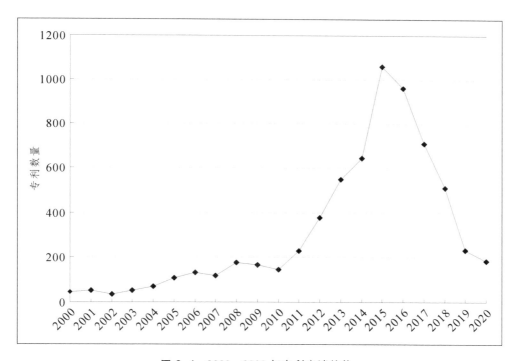

**图 6-4　2000—2020 年专利申请趋势。**

# 第 3 节　鸡内金基金研究统计分析

随着我国对中医传统中医药研究的深入,以及近几年科研经费的投入,鸡内金的基金数量也在不断提升,2000—2009 年,国家自然科学基金和各省市的基金项目只有 6 项,而 2010—2020 年共有 71 项,详细数据见图 6-5 和图 6-6。

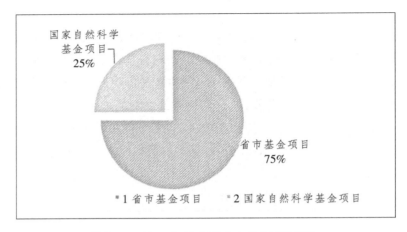

图 6-5　2000—2009 年鸡内金基金项目统计。

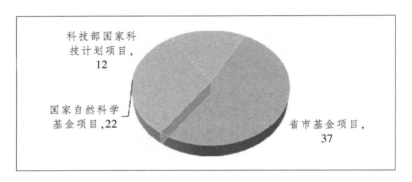

图 6-6　2010-2020 年鸡内金基金项目统计。

## 第4节　各地区鸡内金研究统计分析

由于各地饮食结构不同,食物消化及疾病的发生情况不同,故用鸡内金治疗疾病的研究和应用也有差异。通过超星发现系统对各地鸡内金的所有研究进行统计分析,发现山东省的研究最多,甘肃省研究最少,具体数据见图 6-7。至于各省研究相差较远的原因还没有可参考的数据进行分析,希望今后能通过患者数、应用研究、临床使用数量等进行大数据分析,为鸡内金的供应市场及产品销售提供一些可靠的依据。

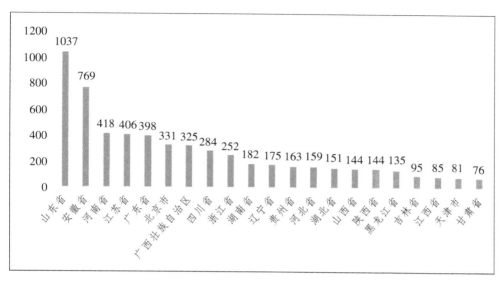

**图 6-7**　各省市鸡内金研究情况统计。

# 第 **7** 章

# 鸡内金的其他应用

 鸡内金作为古今常用中药材,药效十分显著,其临床药物的研发进展迅速。几千年来,凭借前人经验以及历代医者不断尝试,探索出了鸡内金不同领域的运用方法,鸡内金除了广泛运用于临床外,也在其他方面有很多应用。由于它是药食同源物质,故在食疗中应用的历史最悠久。随着时代的进步,以及中医大健康的行动,其食疗方的发展也紧随而上,衍生出各式花样。对于鸡内金的临床药物,大家可能耳熟能详,但对于鸡内金的食疗方以及药膳方,却不是十分了解。因此,本章将针对有关鸡内金的食疗方以及药膳方予以概述,使读者从更加日常的应用来进一步了解鸡内金的药理作用以及配伍疗效等内容。除了鸡内金的食疗方和药膳方在民间的大量应用外,鸡内金的功能性食品的开发也越来越受到重视,由此鸡内金的应用产品也越来越多,如鸡内金药膳食疗粥、食疗茶及鸡内金饲料等逐渐走进人们的视野。

 食疗,又被人们称为食治,是指运用中医理论相关知识区别食物之间的特性,指导不同食物的配合使用,从而调节人类身体机能的一种食物药材治疗方法,是一种可改善人体健康、预防疾病的方法。药膳食疗称为中华药膳[1]。古代,药食没有明显的界线,中医认为,每一味食物如同中药一样,具有咸、酸、甘、苦、辛五种味,并有寒、热、温、凉四种性气。在生活中,古代人们就是运用"阴阳学说"和"五行学说"等理论,经过辨证论治,根据药食的"四气和五味"来调整人体的虚实寒热,从而达到人体内部的平衡。也可以说,一味食品也是一味药。药膳是中国传统医学知识与烹调经验相结合的产物,是以药物和食物为原料,经过烹饪加工制成的一种具有食疗作用的膳食。它"寓医于食",既将药物作为食物,又将食物赋以药用;既具有营养价值,又可防病治病、强身健体、延年益寿。因此,药膳是一种兼有药物功效和食品美味的特殊膳食。它可以使食用者得到美食享受,又可在享受中使其身体得到滋补,疾病得到治疗。随着国家的发展及人民生活水平的提高,食疗逐渐又回到了人们的视线之中,药膳在临床实践当中的营养作用也有着显著的疗效。

食物为人体提供生长发育和健康生存所需的各种营养素,对维持人体的正常生理功能和生命起着重要的营养作用。而中医很早就认识到,食物不仅能营养身体,而且还能疗疾祛病。如近代医家张锡纯在《医学衷中参西录》中曾指出:食物"患者服之,不但疗病,并可充饥[2]"。可见食疗与中药乃至中成药有着非同一般的联系,同时食疗又反映出了中医药食同源的思想。这一思想也反映了药物的发现与使用,中成药的起源和形成均与人类饮食活动有着密切的联系。这也说明了饮食疗法是人类最古老的治病强身的方法。

# 第 1 节　鸡内金常见的药膳食疗方

## 一、化解消化不良、厌食及小儿疳积的药膳食疗方

### 1.黄芪内金粥[3]

【所需食材】鸡内金 5g、红豆 20g、生黄芪 10g、糯米 80g、薏米 20g。

【适用季节】春、夏、秋、冬。

【做法步骤】①将生黄芪洗净,加水煮 20 分钟,取汁备用;②将糯米、薏米、红豆洗净,加水煮粥;③加入鸡内金粉、黄芪汁和少量冰糖或者盐稍煮片刻即可。

【功效与作用】此粥可用于脾虚湿滞食停所致的脘腹胀闷、食欲缺乏等症。

### 2.鸡内金鲫鱼

【所需食材】鸡内金 6g、砂仁 6g、姜 5g、醋 3g、葱 8g、精盐 5g、鲫鱼 1 尾、料酒 10mL。

【适用季节】春、夏、秋、冬。

【做法步骤】①鲫鱼去鳞、鳃及内脏,洗净;姜拍松;葱切段;将鸡内金、砂仁研成细粉;②鲫鱼放入锅内,加水 300mL,放入砂仁粉、鸡内金粉、姜、葱、精盐、料酒、醋,煮 20 分钟即成。

【适用疾病】小儿厌食。

【食用禁忌】食鱼,喝汤,每日 1 次。阴虚热者不宜食用。

【功效与作用】该药膳具有强健脾胃、滋补气血之功效,对于小儿厌食症疗效

显著。

### 3.金龟黑豆汤

【所需食材】乌龟肉 250g、黑豆 100g、鸡内金 10g。

【做法步骤】①鸡内金研粉,黑豆浸泡过夜,乌龟肉洗净切小块;②将龟肉块、鸡内金粉和发好的黑豆同倒入砂锅内,加水适量,文火煨至极烂,加盐少许调味;③每日 1 次,分 3 天服完,趁热服用。连服 15 天。

【功效与作用】清热养脾。

### 4.双芽牛肚粥

【所需食材】牛肚 100g、大米 50g、鸡内金 10g、谷芽 30g、麦芽 30g、盐少许、味精少许。

【做法步骤】①谷芽、麦芽、鸡内金装纱布待用;②沸水焯透牛肚,清理干净,切丁备用;③将大米、谷芽、麦芽、鸡内金、牛肚一起放入锅内,加水,煨至软烂,加调料服食;④空腹温热食用。

【功效与作用】消积化滞,健胃强脾。适用于小儿消化不良。

### 5.红枣益脾糕[3]

【所需食材】面粉 500g、白糖 300g、红枣 30g、白术 10g、鸡内金 10g、干姜 1g、酵母团、碱水适量。

【做法步骤】①将红枣、白术、鸡内金、干姜水煎取汁,加面粉、白糖、酵母团等揉成面团;②待发酵后加碱水,试好酸碱度做成糕坯,上笼蒸熟,每日 1 次作为早餐食用。

【功效与作用】可益脾、健脾、消食,适用于食后腹痛、食欲缺乏、肠鸣腹泻等。

### 6.淮山鸡内金粥[4]

【所需食材】粟米 4 两、鸡内金 3 钱、山楂 3 钱、淮山药 1 两。

【做法步骤】①将山药、鸡内金、山楂、粟米洗净;②把全部用料放入锅内,加适量水,小火慢炖,依据口味调味后食用。

【功效与作用】健脾开胃,消食导滞,对脾胃虚弱、饮食积滞引起的饮食减少、积食、胃脘部饱胀、嗳气酸腐臭味、肠鸣腹泻者有效。

## 7.鸡内金陈皮面包[5]

【所需食材】面包粉 1000g、白砂糖 250g、活性干酵母 20g、鸡蛋 180g、人造奶油 40g、陈皮 15g、鸡内金 6g、面包改良剂 3g、盐 5g、水 450mL。

【做法步骤】①用清水将砂糖、盐溶解备用;②人造奶油、鸡蛋与砂糖水、盐水搅拌混匀;③最后依次添加适量的鸡内金粉和陈皮粉,搅拌均匀,调制面团,发酵,烘烤。

【功效与作用】具有促消化、强健脾胃的功能。

## 8.锅焦山楂饼[6]

【所需食材】大米 250g、锅焦 150g、山楂肉 12g、神曲 12g、砂仁 6g、莲子 12g、鸡内金 3g、白砂糖 100g。

【做法步骤】①先把锅焦放入锅内,焙黄,然后把锅焦、鸡内金、神曲、砂仁、山楂肉、莲子共同研为细末;②把细末同大米粉及白砂糖拌和均匀,加适量水,和成面团,如常法制成小饼;③把小饼放入铁锅内烙熟。每日 1~2 次;每次 2~3 块,连用 3~5 天。

【功效与作用】健胃养脾,助消化。适用于小儿脾胃气虚、饮食不香、消化力弱、大便稀薄等。

## 9.健胃消食羹[7]

【所需食材】山药 3g、山楂 4g、麦芽 3g、鸡内金 6g、茯苓 3g、莲子肉 3g、槟榔 3g。

【适用人群】少儿。

【做法步骤】上药同研细末,每次 5g,加鸡蛋 1 个调匀蒸熟,再加适量食盐或白糖后服用,每日 1~2 次。

【功效与作用】补脾益气,消食健胃。

## 10.金橘鸡内金饮

【所需食材】鸡内金 6g、金橘 30g、白砂糖适量。

【适用人群】少儿。

【做法步骤】①洗净金橘放入砂锅,加适量水,煮沸后再煮 20 分钟;②放入鸡内金、白砂糖。

【适用疾病】小儿腹泻。

【功效与作用】消食化积。适用于小儿腹泻。

## 11.多味煎饼[8]

【所需食材】大豆油500g、小麦面粉500g、干枣250g、鸡内金15g、白术10g、干姜10g、盐3g。

【做法步骤】①白术、干姜加水熬汁;②在白术干姜水中煮红枣,红枣煮熟后捞起,去枣核,压成泥;③将鸡内金研磨成粉,与面粉、盐和匀;④将面粉、枣泥和药汁揉成面团,摊成饼,入油锅煎成两面呈金黄色即可。

【功效与作用】消化不良,健脾开胃。

## 12.白术内金糕[9]

【所需食材】小麦面粉500g、白砂糖300g、干红枣30g、白术10g、鸡内金10g、发酵粉2g、干姜1g。

【做法步骤】①将白术、鸡内金、红枣、干姜洗净,放入砂锅内,水煎取汁,滤去残渣;②将面粉、白糖和酵母加入药汁揉成面团,发酵加碱,制成糕坯,武火蒸30分钟即可食用。

【功效与作用】治疗胃炎。

## 13.猪肚内金汤

【所需食材】猪肚250g、鸡内金12g、人参须12g、生姜适量。

【做法步骤】①猪肚洗净;②猪肚、鸡内金、参须与生姜洗净,3碗水,煲3小时,即可饮用。

【功效与作用】健胃润燥,调中气,加强胃消化能力。

## 14.藕头鸡内金饼[10]

【所需食材】白面粉1000g、白糖300g、藕头40g、鸡内金24g、砂仁20g、豆蔻20g。

【适用人群】少儿。

【做法步骤】①把藕头、鸡内金、砂仁、豆蔻,同研成细末;②加入面粉及白糖拌匀,加适量水,搅拌成糊;③面糊摊成碗口大,烙熟至微黄为度,切勿烧焦;④每日2~4块。

【功效与作用】健脾益胃,化积消食,增进食欲。适用于小儿疳积或平素胃口不好、身体较差的患儿。

## 15.糯米山楂糕

【所需食材】糯米粉 300g、山楂粉 250g、鸡内金粉 30g、白糖 30g、枳壳粉 10g、水适量。

【适用人群】少儿。

【做法步骤】①上料共揉成面团,分捏成约 50g 的小块,入蒸笼,置沸水锅,旺火蒸至糕熟即可;②每日 3 次,每次 1 块,温开水冲服。

【功效与作用】具健脾开胃、消食去滞之效。适于积滞伤脾型疳积者食用。

## 16.白术大枣内金饼[11]

【所需食材】大枣肉 250g、白术 120g、生姜 60g、鸡内金 60g、桂皮 9g、白糖适量、面粉适量。

【适用人群】少儿。

【做法步骤】①上述材料烘干打粉,加白糖、面粉做成小饼,于锅中烘熟;②每天 2~3 次,每次 2~3 个,空腹时当点心食用,坚持 1 周左右。

【功效与作用】健脾利湿。适用于小儿脾胃湿困厌食、面色发黄、疲乏懒动、口腻乏味、不渴、尿涩或混,或有便溏、苔腻、脉滑。

## 17.白萝卜鸡内金粥

【所需食材】大米 30g、鸡内金粉 5g、白萝卜半根、白糖适量。

【适用季节】春、夏、秋、冬。

【适用人群】少儿。

【做法步骤】①将白萝卜去皮,洗净,切小块。大米淘洗,浸泡 30 分钟;②放入大米和适量清水,武火煮沸,放入白萝卜,小火慢炖;待粥煮熟时,放入鸡内金粉,略煮片刻;③待粥煮至熟烂时,放入白糖,拌匀即可。

【功效与作用】白萝卜下气消食,具有顺气健胃的功能;鸡内金具有消食健脾、助消化的功效。此粥适用于乳食壅滞的小儿疳积患者。

## 18.鸡内金橘皮粥[12]

【所需食材】粳米 30g、干橘皮 10g、鸡内金 6g、砂仁 1.5g、白糖少许。

【做法步骤】①先将鸡内金、干橘皮、砂仁共研末,备用;②将粳米淘净,放入锅内,加入上三味药末,加水搅匀,放武火上煮沸,再用文火熬熟,然后入白糖即可;③每日 2~3 次,空腹食用。

【功效与作用】消积健脾。适用于小儿饮食不节致脾胃受损、不欲饮食、肚腹胀大、面黄肌瘦、大便黏滞等。

### 19.金鸡甜饼

【所需食材】生鸡内金 90g,白面、白糖适量。

【做法步骤】①将鸡内金烘干,研成极细末;②鸡内金末、白面、白糖混合,做成极薄小饼,烙至黄熟,如饼干状。可以作为饼干给小儿食用。

【功效与作用】健脾消积。脾虚腹胀大、面黄食少者可食之。

### 20.内金黄鳝汤

【所需食材】黄鳝 1 条(约 250g)、鸡内金 10g。

【做法步骤】将黄鳝去肠切段,同鸡内金加水共煮。每日 1 次,酱油调味。

【功效与作用】补虚损、益筋骨、健胃消积。适用于小儿疳积虚损。

## 二、防治遗尿药膳食疗方

### 1.内金鸡肠饼[13]

【所需食材】面粉 250g、鸡内金 30g、公鸡肠 1 具、盐少许、糖少许。

【适用人群】少儿。

【做法步骤】①将公鸡肠和鸡内金清理干净,烘干水分,研磨备用;②将面粉与鸡内金、鸡肠粉拌匀,酌情加盐、糖,加适量水和面烙薄饼;③每日 2 次,每次食 1~2 个。

【功效与作用】此方适用于小儿脾肺气虚之遗尿。

### 2.缩尿粉[14]

【所需食材】淮山药 100g、桑螵蛸 100g、鸡内金 20g、白糖 20g。

【适用人群】少儿。

【做法步骤】①将怀山药、桑螵蛸、鸡内金清理,去除杂质,焙干研成粉末;②加入白糖混合,贮瓶备用;③每日早、晚各 1 次,每次 8g。

【功效与作用】具健胃、补肾、敛尿、止遗之效。适用于小儿尿频、尿床、遗尿症者食用。

### 3.止遗八宝粥[14]

【所需食材】芡实 30g、山药 30g、白茯苓 30g、鸡内金 30g、乌梅 30g、覆盆子 30g、麦芽糖 30g、粳米适量。

【适用人群】少儿。

【做法步骤】①乌梅、芡实、山药、鸡内金、益智仁、覆盆子、白茯苓烘干研粉,调均匀备用;②粳米洗净加水煮粥;③盛 1 小碗刚煮熟的粥,放入药粉 4~6g,加麦芽糖适量,搅拌均匀趁热服用;④每日早晚各 1 碗,坚持 1 周。

【功效与作用】摄精缩尿。适用于各种小儿遗尿症。

### 4.赤豆内金粥[3]

【所需食材】赤小豆 30g、鸡内金 10g。

【做法步骤】①鸡内金烘干研末;②赤小豆淘洗干净,加水煮至八成熟,加入鸡内金粉,煮至豆熟;③每天早晨作早餐食用。

【功效与作用】可清热利湿、消积化瘀,适用于尿频、尿急、尿道疼痛、尿液混浊、小腹作胀等。

### 5.内金生肠

【所需食材】猪生小肠 500g、花生油 250g(实耗 75g)、鲜汤 50g、黄酒 20g、干鸡内金 10g、葱丝 10g、姜丝 5g、香油 3g、湿淀粉 5g、白糖 3g、细盐 2g、味精 1g、胡椒粉适量。

【做法步骤】①将生肠剖花刀纹,切成 4cm 长的小段待用;②将鸡内金焙至金黄,研成细末,备用;③热锅生油,将油热至七成熟时,下生肠油爆至八成熟,捞出沥油;④原锅下油 30g,油热至六成热,加鲜汤、葱丝、姜丝、黄酒、味精、细盐、胡椒粉、白糖。烧滚后,再将生肠倒入,加鸡内金粉,颠翻几下,用湿淀粉着腻,淋上香油上盆即成。

【功效与作用】健脾缩尿。

### 6.参芪内金方

【所需食材】黄芪 10g、党参 10g、桑螵蛸 10g、鸡内金 10g。

【做法步骤】将黄芪、党参、桑螵蛸、鸡内金水煎服。

【功效与作用】本方适于脾肺气虚型小儿食用。适用于小儿遗尿症。

# 三、改善肾炎的药膳食疗方

## 1.黄芪薏苡仁粥

【所需食材】鸡内金末 9g、生黄芪 30g、生薏苡仁 30g、赤小豆 15g、金橘饼 2枚、糯米 30g。

【做法步骤】①先将黄芪放入小锅内,加水 600mL,煮 20 分钟捞出渣;②再加入生薏苡仁、赤小豆煮 30 分钟,最后加入鸡内金末和糯米,煮熟即成;③以上为 1日量,分 2 次温热服用,每次服后嚼食金橘饼 1 个,连服 2~3 个月。

【食用禁忌】小儿急性肾炎不宜选用。

【功效与作用】益气,健脾。适用于小儿慢性肾炎。

## 2.山楂麦芽鸭肾汤

【所需食材】鸭肫 350g、猪肉(瘦)150g、山楂 30g、麦芽 50g、鸡内金 20g、盐 4g、香油 5g。

【做法步骤】①将鸭肾(鸭肫)剖开洗净,不要剥去鸭肾衣;②猪瘦肉洗净切块,入沸水锅中氽烫一下,捞起备用;③山楂、麦芽、鸡内金用温水浸软后洗净,置于干净纱布袋内,扎紧袋口;④炖锅内注入清水,置于旺火上烧开,倒入上述材料,先用中火煮 90 分钟,再改用小火炖煮 90 分钟;⑤捞出纱布袋,下香油、精盐调味即可。

【功效与作用】老人消化不良、健脾开胃、贫血。

# 四、治疗结石的药膳食疗方

## 1.三金排石粥

【所需食材】鸡内金 10g、金钱草 30g、郁金 15g、三棱 12g、莪术 12g、炮山甲6g、薏苡仁 9g、牛膝 9g、粳米 100g、白糖适量。

【做法步骤】①将上药水煎,去渣取汁,加入淘净的粳米煮成粥,再加白糖调味;②每日 2 次,温热服食。

【功效与作用】清热通淋,化瘀排石。适用于尿路结石、肾结石,症见小便不畅、淋漓热痛、肾绞痛。

## 2.鸡内金炒粉

【所需食材】炙鸡内金 30 只、糯米 1000g、白糖适量。

【做法步骤】①鸡内金研成粉。糯米浸泡 2 小时,捞出晒干蒸熟,再烘干(或晒干),磨成细粉;②二粉混合,再磨 1 次,筛粉装瓶封存;③日服 2 次,每次 2 匙,加白糖半匙,冲开水适量,拌匀,放入铝锅煮沸作点心吃。3 个月为 1 个疗程。

【功效与作用】健胃消食,补中益气,化石止泻。适用于胃下垂并可防治胆石症。

## 3.竹笋鸭肫汤

【所需食材】鸡内金 30g、鸭肫 100g、竹笋 200g、黑木耳 30g、绍酒 20g、葱 15g、姜 15g、素油 50g、盐适量。

【做法步骤】①将竹笋洗净切片;鸡内金研为细粉,鸭肫切片;黑木耳发透洗净;葱切段;姜切片;②将素油放炒锅内,烧六成热时,加入葱、姜炒香,放入竹笋、鸭肫、木耳及绍酒、盐,炒熟后加入鸡内金粉炒匀即可;③每日 1 次,佐餐食。

【功效与作用】消食积,通石淋。适用于泌尿系统结石。

## 4.薏苡仁蒸鸡

【所需食材】鸡 1 只、薏苡仁 30g、核桃仁 50g、鸡内金 15g、海金沙 20g、琥珀 15g、地黄 15g、红枣 10g、盐 10g、姜 15g、绍酒 20g、芝麻油 30g。

【做法步骤】①将核桃仁、薏苡仁、鸡内金、海金沙、地黄、琥珀、红枣放入锅内,加水 500mL,放在中火上煎煮 25 分钟,过滤,留药汁;②鸡宰杀后,抹上盐、绍酒,把葱、姜填入鸡腹内,将煎煮好的药汁液同鸡放入蒸盆;③把蒸盆置蒸笼内,蒸 1.5 小时。每日 2 次,吃鸡肉,喝汤。

【功效与作用】溶石排石,滋补气血。适用于肾结石。

## 5.疏肝利胆汤

【所需食材】鸡内金 9g、金钱草 15g、赤芍 15g、薏仁 15g、茵陈 15g、大黄 12g、白术 12g、胆草 6g、川楝子 12g、柴胡 9g、蒲黄 9g、五灵脂 9g、黄芩 9g、枳壳 9g、青皮 9g、木香 6g、元明粉 6g。

【做法步骤】原料中除元明粉另冲之外,把其他各草药下水煎至沸腾,再放入木香小火焖半小时即可。

【功效与作用】利胆解热。适用于急性胆囊炎。症见右上腹持续疼痛,阵发性加重,并向右肩背蔓延,伴口苦咽干、纳呆,或有不同程度畏寒、发热、恶心、呕吐症状。

# 五、补肾固精药膳食疗方

## 1.红枣山药饼

【所需食材】鸡内金 50g、面粉 1000g、红枣 500g、淮山药 100g、炒白术 60g、干姜 10g、细盐适量、豆油。

【做法步骤】①将干姜、白术、淮山药、红枣洗净,加水,用文火煮 60 分钟,除去已煮过的干姜、白术及红枣核;②将枣肉、淮山药与药汤搅匀,鸡内金研成粉末,加面粉和匀;③再加细盐、葱花,做成小面块;④用豆油煎烙小面块,待其两面均呈黄色时即制成清脆可口的益脾饼。

【功效与作用】补中益气,益肾固精,可提高性功能。

# 六、改善消渴证的药膳食疗方

## 1.鸡内金菠菜饮[3]

【所需食材】鸡内金 10g,菠菜 250g。

【做法步骤】①先将鸡内金研成粉末备用,菠菜洗净,如常法熟调之后,调味服食;②用菠菜汤冲服鸡内金粉,每日 1 剂。

【功效与作用】此方可滋阴润燥、消积止渴,适用于消渴多饮。

## 2.菠菜根粥

【所需食材】鲜菠菜根 250g、鸡内金 10g、粳米适量。

【做法步骤】菠菜根洗净切碎,与鸡内金加水煎煮半小时,再加入淘净的粳米,煮烂成粥。顿服,每日 1 次。

【功效与作用】可止渴润肠。适用于糖尿病。

## 七、安神镇惊的药膳食疗方

### 1.鸡内金安神粥

【所需食材】粳米 100g、鸡内金 30g、蝉蜕 10g、白砂糖 30g。

【做法步骤】①将蝉蜕、鸡内金共研细粉备用;②将粳米洗净,入锅加水适量,煮粥至稠;③调入药粉 3g,煮 5 分钟;④用适量白糖调味。

【功效与作用】健脾安神,补中益气;治疗失眠,清热去火。适用于小儿夜惊不安、小儿佝偻病等症。

# 第2节 鸡内金茶方

茶文化在中国历史久远,中国饮茶的起源更是众说纷纭,有的认为起于上古,有的认为起于周、秦等,由此可见,茶在中国人日常生活中的地位,以及中国人对饮茶的喜爱。相较于治病药方,具有药理作用的茶方也渐渐被发明出来,既可日常饮用,还能有效预防疾病的发生。茶具有防止人体胆固醇升高、防治心肌梗死的作用,茶多酚还能清除机体过量的自由基,抑制和杀灭病原菌。此外,茶还有提神、消除疲劳、抗菌等作用。鸡内金作为历史长久的中药材,其茶方也先后被研制出来。鸡内金茶品对泌尿系统结石的效果比较好。结石一般在肾脏产生,在排泄过程中遇到输尿管,由于输尿管比较细,它对输尿管黏膜有刺激作用,从而造成患者无法耐受的绞痛。长期饮用鸡内金茶品可以促进输尿管的蠕动,减少痉挛。本节将对现有鸡内金茶方进行概述。

### 1.三七鸡金茶

【组成】三七 10g、鸡内金 6g、花茶 6g。

【制作步骤】将上述材料混合,平均分成两份,取其中一份,分别装入几个小茶包中,也可以直接放入锅中,先加水 250mL 煎煮三七、鸡内金,至水沸后,滤渣取汁,用沸汤冲泡花茶 10 分钟后即可饮用。冲饮至味淡。

【功效与作用】化瘀消积,开胃气。

### 2.三金茶

【组成】金钱草 6g、海金沙 3g、鸡内金 3g。

【制作步骤】先将金钱草、鸡内金捣碎并研成细末,与海金沙(纱布包)一起置于茶壶/煲中,加入清水 800mL,武火煮沸后,转为文火煎煮 10 分钟左右即可,将茶汤倒入干净容器内备饮。

【饮法】代茶饮用,每天多次,1 天内饮尽。5 天为 1 个疗程。

【功效与作用】清热利湿,通淋排石。

### 3.白茅鸡内金茶

【组成】以鸡内金、淡竹叶、鲜白茅根为主料各取 3 钱,配合鱼腥草、甘草、山楂、绿茶、罗汉果烧水煮成茶饮。

【饮法】每天 3 次,3 个周期循环。

【功效与作用】调理肾功能,促进排出肾滞留的毒素,同时还能促进排石,预防肾结石的发生。

### 4.鸡内金石清茶

【组成】鸡内金、绿茶、淡竹叶、甘草、小蓟、金银花、茯苓、桃仁、枸杞子。

【饮法】90℃以上沸水焖泡 3~5 分钟后饮用,可反复冲泡 2~3 次,至色淡为止。

【功效与作用】疏肝胆,化结石。

【适用人群】多发性结石、胆结石、肾结石、尿路结石、胆囊炎、肾积水、肾炎水肿、尿血患者。

### 5.鸡内金山药蜂蜜饮

【组成】山药 30g、鸡内金 9g、蜂蜜 15g。

【饮法】山药、鸡内金水煎取汁,调入蜂蜜,搅匀。每天 1 剂,分两回温服。

【功效与作用】健脾消食。适用于脾胃虚弱、食欲缺乏、消化不良等症。脾虚泄泻及湿阻中焦的脘腹胀满、苔厚腻者不宜用。

### 6.山楂麦芽鸡内金茶

【组成】鸡内金 3g,山楂、麦芽各 3g。

【制作步骤】水煎服。

【饮法】每次 3g,每日 3g。

【作用功效】主治小儿消化不良。

# 参考文献

[1]王保小.中药药膳食疗在临床营养治疗中的应用[J].世界最新医学信息文摘,2018,18(56):169-170.

[2]马青山,吴元黔,熊芳丽,等.浅谈中医对慢性疲劳综合征的认识[J].贵阳中医学院学报,2009,31(04):5-8.

[3]郑雁,苗明三.鸡内金的现代研究特点分析[J].中医学报,2015,30(12):1796-1797.

[4]谭兴贵.消化性溃疡的中医食疗法[J].东方食疗与保健,2004(01):36-37.

[5]傅航.鸡内金、陈皮促消化面包的研制[J].漯河职业技术学院学报,2014,13(02):62-64.)

[6]郭宏伟.小儿厌食的家庭疗法[J].解放军健康,2004(03):29.

[7]鹏飞.儿童厌食食疗[J].东方食疗与保健,2007(01):29.

[8]夏乐敏.小儿食欲不振宜食疗[J].人才资源开发,2015(07):31.

[9]日知.食疗验方[J].家庭科技,1998(04):28.

[10]聂江.中医健康管理对疳气型疳证干预的效果评价[D].贵阳中医学院,2017.

[11]苗凌娜.小儿厌食症的中医辨证治疗[J].河南中医学院学报,2009,24(02):74-75.

[12]武深秋.小儿疳积的食疗[J].东方食疗与保健,2005(11):25.

[13]刘建忠.让孩子走出尿床的尴尬[J].家庭医药,2002(01):58.

[14]江太山.小儿遗尿药膳方[J].东方药膳,2014(06):21-22.

# 第 **8** 章

# 鸡内金市场概述及专利汇总

## 第 1 节　鸡内金销售市场概述

　　鸡内金是鸡的内胃膜,故其与鸡的市场数量密切相关。但鸡作为人们最常食用的禽类动物,与人们的生活息息相关。随着人们消费水平的提升,以及消费指数的递增,鸡的市场价格处于缓慢上升通道,鸡内金也基本保持价格的低速增长。如遇到特殊的鸡瘟,使得市场上鸡的数量发生大量缩减,必然会导致鸡内金价格的上涨。例如,2004 年禽流感由南向北不断蔓延,国外七八个国家暂停进口我国鸡肉类加工产品,导致禽类加工厂减少活鸡的宰杀量,鸡内金的产量相应减产,鉴于当时市场存货薄弱,因此鸡内金的价格走势出现了一波上升行情。而随着近几年禽流感的不断发生,也导致鸡内金的价格出现一些波动。但总体上波动的范围比较小。表 8-1 是鸡内金近几年药材市场产销情况。

　　从上述数据可以看出,鸡内金的价格在 2016 年全年维持在 8 元/500g,但在

表 8-1　鸡内金 2016—2021 年价格走势(元/500g)(安国中药材市场)

| 年/月 | 1 | 2 | 3 | 4 | 5 | 6 | 7 | 8 | 9 | 10 | 11 | 12 |
|---|---|---|---|---|---|---|---|---|---|---|---|---|
| 2016 | 8.0 | 8.0 | 8.0 | 8.0 | 8.0 | 8.0 | 8.0 | 8.0 | 8.0 | 8.0 | 8.0 | 8.0 |
| 2017 | 8.0 | 8.5 | 8.0 | 7.8 | 7.8 | 7.8 | 7.8 | 7.8 | 7.5 | 8.0 | 8.0 | 8.0 |
| 2018 | 8.0 | 9.0 | 9.0 | 9.0 | 9.0 | 9.0 | 9.0 | 9.0 | 8.5 | 8.5 | 8.5 | 8.5 |
| 2019 | 8.5 | 8.5 | 8.5 | 8.5 | 8.5 | 9.0 | 9.0 | 9.0 | 9.0 | 9.0 | 9.0 | 9.0 |
| 2020 | 9.0 | 9.0 | 9.0 | 9.0 | 9.0 | 9.0 | 10.0 | 10.0 | 10.0 | 10.0 | 10.0 | 10.0 |
| 2021 | 10.0 | 10.0 | 10.0 | 10.0 | – | – | – | – | – | – | – | – |

2017 年 4~9 月出现一次小幅下跌,跌至 7.8 元/500g,2018 年开始上涨到 9 元/500g,在 2018 年下半年到 2019 年上半年出现小的回落,2020 年下半年开始上涨,至今一直维持在 10 元/500g。纵观近几年鸡内金的价格总体呈现上涨的趋势,这可能与市场上食品物价上涨同步。整体趋势见图 8-1。

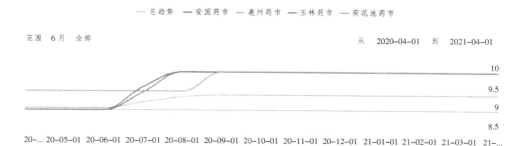

**图 8-1**　2020 年 4 月至 2021 年 4 月国内主要中药材批发市场鸡内金价格比较趋势。

# 第 2 节　鸡内金相关专利汇总

　　中医药作为我国独特的传统医疗手段,越来越受到世人的关注。特别是 1993 年开始给予药品专利保护后,国内外很多人的目光投向了中药开发[2]。近年来,中药领域的专利也逐渐增多,中药企业之间的相互竞争也日益激烈。由于新药品、新技术在专利文献中最先发表,中医药专利文献对于科研选题和科技评价有其独特的价值[3]。鸡内金作为一味广泛被运用于临床和日常生活中的药食同源物质,目前对其研究和申报的专利也逐渐增加,从中国知网查询到的资料显示,至 2021 年 5 月,公开的鸡内金发明专利有 6303 项,其中授权的发明专利有 69 项,授权率约为 1%,可见申请和授权之间的差距很大。在授权的发明专利中制备方法授权的专利有 36 项,几乎占到 50%。而这些专利能转化成产品的可能更加稀少。由此,中医药的发展除了要提升临床的效果,为了方便和实用,更应该加大对专利的转化,使其造福人类。为了加大鸡内金产品的研发,特将在中国专利网上查询的经过授权并在有限期内的与鸡内金临床和药食同源相近的国内发明专利和实用新型专利部分汇总如下。

# 一、发明授权专利

## 1.一种鸡内金制剂及其制备方法

本发明公开了一种鸡内金制剂及其制备方法,其中的鸡内金采取生鸡内金切片,喷淋醋液,冷冻干燥后用 4℃以下压缩氮气气流粉碎处理的方式炮制,克服了生鸡内金呈角质样且不易被粉碎的缺点,可在低温下微粉化;喷淋醋液,微酸性环境更有利于提升蛋白酶和淀粉酶等的活力;也避免了如清炒鸡内金、焦鸡内金、砂炒鸡内金、醋炒鸡内金等对温度敏感成分活性的影响,所得的微粉有效成分未经破坏,且易于煎出。

发明内容:本发明要解决的技术问题是提供一种含有活性成分破坏少,易煎出的鸡内金制剂。

处方成分按重量计优选为山楂 5~7 份、鸡内金 9~11 份、陈皮 2~4 份、白扁豆 5~7 份、大枣 6~8 份。更优选为山楂 6 份、鸡内金 10 份、陈皮 3 份、白扁豆 6 份、大枣 7 份。鸡内金的提取包含如下步骤:①生鸡内金切片,均匀喷淋醋液,冷冻干燥;②4℃以下压缩氮气气流粉碎处理微粉化;③溶剂提取,过滤,得鸡内金提取液。

本发明所公开的鸡内金制剂可应用于制备健脾燥湿、益气消积药物。用于小儿积滞、厌食、疳证等属脾虚夹有食积者,症见纳呆厌食、腹胀腹痛、面黄肌瘦等。表 8-2 为一种鸡内金制剂及其制备方法的专利信息。

表 8-2    一种鸡内金制剂及其制备方法

| 名称:一种鸡内金制剂及其制备方法 | |
| --- | --- |
| 申请号:CN201810838253.4 | 申请日:2018-07-26 |
| 授权公告号:CN108686012B | 授权公告日:2021-02-12 |
| 主分类号:C12G3/04 | 发明人:赵振伟;卞国良;李君佩 |

## 2.小儿复方鸡内金口腔崩解片及其制备方法

本发明公开了一种小儿复方鸡内金口腔崩解片及其制备方法,该小儿复方鸡内金口腔崩解片由鸡内金、六神曲和辅料崩解剂组成。崩解剂包括低取代羟丙甲纤维素和微晶纤维素;本发明得到的小儿复方鸡内金通过辅料的添加,不仅口感好,而且稳定性高,同时崩解快,生物利用度高,并且其制备方法简单,无须任何特殊设备,适合工业化生产。

发明内容:一种小儿复方鸡内金口腔崩解片,由鸡内金、六神曲和辅料制成,辅料包括崩解剂(低取代羟丙甲纤维素和微晶纤维素);辅料还包括黏合剂(羟丙甲纤维素的乙醇水溶液)、填充剂(甘露醇)、矫味剂(甜菊糖)和润滑剂(滑石粉)。

本发明提供了一种小儿复方鸡内金口腔崩解片及其制备方法,该崩解片具有服用方便、起效快和口感好的优点,是一种理想的儿童口服给药制剂。本发明制得的小儿复方鸡内金口腔崩解片治疗小儿厌食症的有效率为98%以上。表8-3为一种鸡内金制剂及其制备方法的专利信息。

表8-3　小儿复方鸡内金口腔崩解片及其制备方法

| 名称:小儿复方鸡内金口腔崩解片及其制备方法 | |
| --- | --- |
| 申请号:CN201510042179.1 | 申请日:20150128 |
| 授权公告号:CN104546950B | 授权公告日:20171124 |
| 主分类号:A61K9/20 | 发明人:刘景萍;刘全国;陈克领;林文君 |

### 3.小儿复方鸡内金咀嚼片及其制备方法

本发明属于中成药制剂领域,涉及一种小儿复方鸡内金咀嚼片及其制备工艺。本发明所述的小儿复方鸡内金咀嚼片,按重量份包括以下组分:鸡内金为80~90份、六神曲为160~170份、第一填充剂为240~320份、第二填充剂为600~680份、矫味剂为10~14份、香精为3~5份、色素为6~6.5份、润滑剂为10~14份、黏合剂适量。

本发明的小儿复方鸡内金咀嚼片的生物利用率与药效均有显著提高,容易被吸收,且起效快,易于为儿童接受,因此能充分发挥其健脾开胃、消食化积的功效,可作为国家新药在临床用于小儿因脾胃不和引起的食积胀满、饮食停滞、呕吐泄泻等症状,具有比现有品种更大的市场空间。表8-4为小儿复方鸡内金咀嚼片及其制备方法的专利信息。

表 8-4　小儿复方鸡内金咀嚼片及其制备方法

| 名称：小儿复方鸡内金咀嚼片及其制备方法 | |
| --- | --- |
| 申请号：CN200910040949.3 | 申请日：20090708 |
| 授权公告号：CN101940602B | 授权公告日：20170727 |
| 主分类号：A61K9/20（2006.01）I | 发明人：江鸿 |

## 4.一种含鸡内金的茶米酒及其制备方法

本发明公开了一种含鸡内金的茶米酒，是由下述重量份的原料制成：糯米170~180 份、粳米 25~30 份、槐花 4~5 份、鸡内金 3~4 份、高良姜 1~2 份、车前子2~3 份、地黄花 2~3 份、沙苑子 1~2 份、蚕豆叶 2~3 份、桔梗 1~2 份、香橼 2~3 份、香蕉 6~8 份、甜酒曲 1~2 份、麸曲 2~3 份、白酒 20~30 份。本发明生产的米酒中加入的鸡内金能够消积滞、健脾胃，车前子能够清热利尿、明目、祛痰，地黄花能够滋肾、清热、除烦、止渴，沙苑子能够温补肝肾、固精、缩尿、明目，高良姜能够温胃散寒、消食止痛，桔梗能够开宣肺气、祛痰排脓，香橼能够疏肝理气、宽胸化痰、除湿和中；米酒的酒精度低，口感醇厚，清香浓郁，更具有良好的营养价值。表 8-5 为一种含鸡内金的茶米酒及其制备方法的专利信息。

表 8-5　一种含鸡内金的茶米酒及其制备方法

| 名称：一种含鸡内金的茶米酒及其制备方法 | |
| --- | --- |
| 申请号：CN201310104276.X | 申请日：20140326 |
| 授权公告号：CN103232917B | 授权公告日：20140326 |
| 主分类号：C12G3/02 | 发明人：陆开云 |

## 5.一种鸡内金功能性软糖

本发明公开了一种鸡内金功能性软糖，采用以下组分和含量（以%重量计）：鸡内金 3%~15%、淀粉糖浆（干固物）20%~30%、砂糖 45%~55%、柠檬酸 0.4%~0.7%、明胶 13%~17%、黄原胶 0.1%~0.4%、海藻酸钠 0.1%~0.3%、维生素 C 0.1%、$CaCl_2$ 溶液少许，总固形物 100%。本发明通过将动物源的功能性物质鸡内金与明胶、海藻酸钠、黄原胶等原料进行一定的配比混在软糖中，可以补充人类需要的动物源物质,通过香料和糖果的香味巧妙地掩盖鸡内金的味道,让人在享受软糖带来的美味的同时也能得到健康。

本发明的目的旨在提供一种采用动物源功能性物质的鸡内金功能性软糖。该软糖易于吸收,口感独特,兼顾营养、保健功能,易于被大众接受并喜爱。采用以下配方:鸡内金 15g、32%淀粉糖浆 80mL、白砂糖 45g、柠檬酸 0.7g、明胶 13g、黄原胶 0.3g、海藻酸钠 0.2g、维生素 C 0.1g、5% $CaCl_2$ 溶液少许,总固形物为 100%。表 8-6 为一种鸡内金功能性软糖制备方法的专利信息。

表 8-6　一种鸡内金功能性软糖

| 名称:一种鸡内金功能性软糖 | |
| --- | --- |
| 申请号:CN200710035867.0 | 申请日:20071008 |
| 授权公告号:CN101147576B | 授权公告日:20120822 |
| 主分类号:A23G3/36(2006.01)I | 发明人:林争鸣;张留灿;麦丰等 |

## 6.一种大枣山药鸡内金分散片及制备方法

本发明公开了一种大枣山药鸡内金分散片,包括以下重量份成分:大枣 10~30 份、山药 500~700 份、鸡内金 80~120 份、微晶纤维素 40~60 份、云芝提取物 0.12~0.32 份、大豆分离蛋白 4~6 份、维生素 C 1~2 份、维生素 E 0.01~0.02 份、甘露醇 100~170 份、三氯蔗糖 10~15 份、微粉硅胶 10~50 份、羧甲基纤维素 3~5 份、羧甲基淀粉钠 55~80 份、硬脂酸镁 4~6 份、75%浓度乙醇适量。

本发明所解决的技术问题是提供一种补气固腹、增强免疫力的大枣山药鸡内金分散片及制备方法,以解决上述背景技术中提出的问题。本发明具有补气固腹、增强免疫力等功效。适用于子宫脱垂,用于辅助康复。表 8-7 为一种大枣山药鸡内金分散片及制备方法的专利信息。

表 8-7　一种大枣山药鸡内金分散片及制备方法

| 名称:一种大枣山药鸡内金分散片及制备方法 | |
| --- | --- |
| 申请号:CN201310748508.5 | 申请日:20131231 |
| 授权公告号:CN103750197B | 授权公告日:20150610 |
| 主分类号:A23L1/212 | 发明人:陈慧婷 |

### 7.一种鸡内金自动化制取装置

本发明涉及一种鸡内金制取设备,包括机架和驱动电机,机架上横向设置有料筒,料筒内设置有主动辊和从动辊,主动辊和从动辊反向同步转动,主动辊的辊体外周面上沿轴向间隔分布有呈爪状的且爪口朝向料筒另一端的第一搅拌杆组,从动辊的辊体外周面上沿轴向间隔分布有呈爪状的且爪口朝向料筒另一端的第二搅拌杆组。

本发明的有益效果在于:采用上述结构的鸡内金制取设备,可以通过多个第一搅拌杆组和第二搅拌杆组的搅拌、剥离以及送料作用,将鸡肫的内壁自动剥离下来并由出料口输出,便于后续清洗、干燥等处理,从而实现鸡内金的自动化制取,大大提高生产效率,降低人工成本。表8-8为一种鸡内金自动化制取装置的专利信息。

表 8-8　一种鸡内金自动化制取装置

| 名称:一种鸡内金自动化制取装置 | |
| --- | --- |
| 申请号:CN201810650821.8 | 申请日:20160518 |
| 授权公告号:CN109042813B | 授权公告日:20200818 |
| 主分类号:A22C21/06 | 发明人:张铁强 |

### 8.一种山药鸡内金分散片及制备方法

本发明公开了一种山药鸡内金分散片,包括以下重量份成分:山药 400~500g、鸡内金 100~200g、羊胎盘冻干粉 40~60g、微晶纤维素 40~60g、云芝提取物 0.12~0.32g、碳酸钙 0.38~0.78g、富马酸亚铁 0.011~0.022g、维生素 C 1~2g、维生素 D 1~2μg、甘露醇 100~170g、三氯蔗糖 10~15g、微粉硅胶 10~50g、羧甲基纤维素 3~5g、羧甲基淀粉钠 55~80g、硬脂酸镁 4~6g。本发明具有功效:活血通经、增强免疫力、增加骨密度、改善营养性贫血等功效,适用于闭经,用于辅助康复。

本发明所解决的技术问题是提供一种活血通经、增强免疫力、增加骨密度、改善营养性贫血的山药鸡内金分散片的制备方法,以解决上述背景技术中提出的问题。表8-9为一种山药鸡内金分散片及制备方法专利信息。

表 8-9　一种山药鸡内金分散片及制备方法

| 名称：一种山药鸡内金分散片及制备方法 | |
| --- | --- |
| 申请号：CN201310748516.X | 申请日：20131231 |
| 授权公告号：CN103689600B | 授权公告日：20150617 |
| 主分类号：A23L1/29 | 发明人：陈慧婷 |

## 9.一种用于小儿消食的鸡内金山楂颗粒及其制备方法

　　本发明公开了一种用于小儿消食的鸡内金山楂颗粒及其制备方法,涉及中药技术领域,其原料按重量份包括:山楂 20~30 份、鸡内金 20~30 份、白扁豆 10~17份、大枣 15~23 份、橘皮 12~20 份、余甘子 12~20 份、莱菔子 15~23 份、葛根 15~23份、蔗糖 15~25 份、食用葡萄糖 2~5 份。本发明精选药食同源原料山楂、鸡内金、白扁豆、大枣、橘皮、余甘子、莱菔子、葛根,制成散剂,冲饮方便,该方中山楂和鸡内金消食、健脾胃,白扁豆和橘皮燥湿、化湿,大枣和莱菔子行气消滞、安神,余甘子和葛根清热退热、生津,整体调节机体,起到健脾胃、理气机、消食滞的作用,用于脾胃不和,消化不良,食欲不振,便秘,食滞,疳积等症,标本兼治,见效快,疗效确切,安全可靠,适合长期服用。

　　本发明涉及中药技术领域,尤其涉及一种用于小儿消食的鸡内金山楂颗粒及其制备方法。表 8-10 为一种用于小儿消食的鸡内金山楂颗粒及其制备方法。

表 8-10　一种用于小儿消食的鸡内金山楂颗粒及其制备方法

| 名称：一种用于小儿消食的鸡内金山楂颗粒及其制备方法 | |
| --- | --- |
| 申请号：CN201810825663.5 | 申请日：20180725 |
| 授权公告号：CN108686011A | 授权公告日：20210727 |
| 主分类号：A61K36/752?A61K9/16 | 发明人：胡寅道 |

## 10.一种治疗胃病的中药及其制备方法

　　本发明公开了一种治疗胃病的中药, 包括以重量计的以下原料:鸡内金,1份;芦荟粉,0.2 份。该药的制备方法,包括以下步骤:①将鸡内金去除杂质,用水浸泡 24~36 小时,取出洗净;②将洗净的鸡内金烘干,然后慢炒至其鼓起,取出,迅速加入芦荟粉,混合均匀,密闭储藏 24~48 小时,再粉碎得治疗胃病的中药。本发明提供的治疗胃病的中药,通过芦荟炮制的鸡内金,对胃部炎症及溃疡新生组织有很大的收敛愈合作用;另外,可以除去鸡内金的异味,增强该药的消炎、杀菌、健胃、通便等特殊效果;还具有抑制幽门螺杆菌的作用,使其疗效更加显著。该药疗效显著,是一种安全有效的新药,治愈效率为96.4%。

本发明本发明涉及中药技术领域,尤其涉及一种用于治疗胃病的中药及其制备方法。表8-11为一种治疗胃病的中药及其制备方法。

表8-11　一种治疗胃病的中药及其制备方法

| 名称:一种治疗胃病的中药及其制备方法 | |
| --- | --- |
| 申请号:CN201210461250.6 | 申请日:20121116 |
| 授权公告号:CN102973765B | 授权公告日:20140723 |
| 主分类号:A61K6/896 | 发明人:李道新;李飞;李素玉等 |

### 11.中药鸡内金矫味方法

本发明公开了一种鸡内金矫味方法,它先将炮制好的鸡内金粉碎成粗粉,用含有胃蛋白酶的pH值为1.3的盐酸溶液浸泡,滤出的鸡内金于100~150℃高温下蒸1~3小时,然后向处理后的鸡内金中加入中性蛋白酶和乳酸菌,在密闭的容器中酶解发酵,再将鸡内金取出,使中性蛋白酶和乳酸菌失活,最后干燥并粉碎成细粉。

本发明提供一种中药矫味方法,使鸡内金中腥味、苦味成分发生转化,彻底消除了鸡内金的异味,从而从根本上解决了含有鸡内金的中成药口感差、服药顺应性差的难题。表8-12为中药鸡内金矫味方法专利信息。

表8-12　中药鸡内金矫味方法

| 名称:中药鸡内金矫味方法 | |
| --- | --- |
| 申请号:CN201510304059.4 | 申请日:20150604 |
| 授权公告号:CN104940236B | 授权公告日:20180216 |
| 主分类号:A61K35/57 | 发明人:赵刚;黄志军;任霞;余丽花等 |

### 12.小儿复方鸡内金咀嚼片的鉴别和含量测定方法

本发明提供一种中成药质量控制方法,具体涉及小儿复方鸡内金咀嚼片鉴别和含量测定方法。采用本发明特定的薄层色谱鉴别条件进行鉴别,以及特定的高效液相色谱条件进行含量测定,专属性和准确性强,能够全面反映产品的化学成分,敏感性高,重现性好,操作简单,更加客观、全面及敏感地反映出产品质量变化情况,从而对药品质量进行整体控制,实现中药质量的全面监测。

　　本发明的目的是针对上述不足,提供一种专属性强、敏感性高、重复性好、质量控制合理的小儿复方鸡内金咀嚼片鉴别和含量测定方法,该方法能够全面控制产品的质量标准。表 8-13 为小儿复方鸡内金咀嚼片的鉴别和含量测定方法专利信息。

表 8-13　小儿复方鸡内金咀嚼片的鉴别和含量测定方法

| 名称:小儿复方鸡内金咀嚼片的鉴别和含量测定方法 | |
| --- | --- |
| 申请号:CN201710702551.6 | 申请日:20170816 |
| 授权公告号:CN107478762B | 授权公告日:20180522 |
| 主分类号:G01N30/90 | 发明人:郭中华;刘伟伟;其木格等 |

## 13.一种血瘀体质保健食品及其制备方法

　　本发明涉及一种血瘀体质保健食品及其制备方法,该保健食品以药食同源原料桃仁、山楂、鸡内金、黑蒜为有效药物组分以及在药品和食品中允许使用的辅助添加成分组成,以重量份计的各有效药食两用组分的生药原料组成为:桃仁 40~125 份、山楂 60~175 份、鸡内金 40~160 份和黑蒜 30~150 份。该保健食品针对血瘀体质人群,具有活血化瘀、消积行滞的功效。

　　该发明在改善血黏度和改善微循环方面具有较好的作用。表 8-14 为一种血瘀体质保健食品及其制备方法专利信息。

表 8-14　一种血瘀体质保健食品及其制备方法

| 名称:一种血瘀体质保健食品及其制备方法 | |
| --- | --- |
| 申请号:CN201410182667.8 | 申请日:20140430 |
| 授权公告号:CN103989163B | 授权公告日:20161123 |
| 主分类号:A23L33/00 | 发明人:李爱民;李永强;夏泉;温波 |

## 14.一种治疗消化不良的药物及其制备工艺

本发明属于中药领域,具体涉及一种由超微粉碎后的龟甲、超微粉碎后的鳖甲、超微粉碎后的穿山甲、超微粉碎后的鸡内金制成的活性药物及其制备方法。本发明药物组合物是由以下重量份的原料制成的:超微粉碎后的龟甲 1~5 重量份,超微粉碎后的鳖甲 1~5 重量份,超微粉碎后的穿山甲 1~5 重量份,超微粉碎后的鸡内金 1~5 重量份。超微粉碎后的龟甲的粒径为 5~75μm,超微粉碎后的鳖甲的粒径为 5~75μm,超微粉碎后的穿山甲的粒径为 5~75μm,超微粉碎后的鸡内金的粒径为 5~75μm。超微粉碎后,在其特定粒径范围内制成的三甲散能够发挥意想不到的作用效果。表 8-15 为一种治疗消化不良的药物及其制备工艺专利信息。

表 8-15　一种治疗消化不良的药物及其制备工艺

| 名称:一种治疗消化不良的药物及其制备工艺 | |
| --- | --- |
| 申请号:CN201510581235.9 | 申请日:20150914 |
| 授权公告号:CN105030834B | 授权公告日:20170718 |
| 主分类号:A61K35/586 | 发明人:张现涛;党明安;周树云;温艳领等 |

## 15.一种治疗酒精性肝损伤的药物及其制备工艺

本发明属于中药领域,具体涉及一种由超微粉碎后的龟甲、超微粉碎后的鳖甲、超微粉碎后的穿山甲、超微粉碎后的鸡内金制成的活性药物及其制备方法。本发明药物组合物是由以下重量份的原料制成的:超微粉碎后的龟甲 1~5 重量份,超微粉碎后的鳖甲 1~5 重量份,超微粉碎后的穿山甲 1~5 重量份,超微粉碎后的鸡内金 1~5 重量份。超微粉碎后的龟甲的粒径为 1~5μm,超微粉碎后的鳖甲的粒径为 1~5μm,超微粉碎后的穿山甲的粒径为 1~5μm,超微粉碎后的鸡内金的粒径为 1~5μm。超微粉碎后,在其特定粒径范围内制成的三甲散能够发挥意想不到的作用效果。本发明的另一目的是提供该药物的制备方法。表 8-16 为一种治疗酒精性肝损伤的药物及其制备工艺专利信息。

表 8-16　一种治疗酒精性肝损伤的药物及其制备工艺

| 名称：一种治疗酒精性肝损伤的药物及其制备工艺 | |
|---|---|
| 申请号：CN201510581198.1 | 申请日：20150914 |
| 授权公告号：CN105030833B | 授权公告日 20170815 |
| 主分类号 A61K9/14 | 发明人：张现涛；党明安；张效坤；温艳领 |

## 16. 一种山药健脾粥及其制备方法

本发明公开了一种山药健脾粥及其制备方法，该山药健脾粥包括锅巴、山药、鸡内金、莲子和枸杞，其中锅巴为 500~1000 份、山药 30~100 份、鸡内金 20~60 份、莲子 20~100 份、枸杞 10~60 份。通过采用锅巴协同中药组分及通过适当地配比其含量，共同作用纠正脏腑机能的失调，补中养胃，并矫正药物的不良反应，达到增强机体抗病能力的目的，且通过实验证明该健脾粥不仅具有健脾的作用，还能显著性降低溃疡指数。此外，该健脾粥口感好，携带方便，适合于现代人的快节奏生活。

本发明的目的是提供一种不仅针对脾虚证人群有疗效，具有良好的健脾作用，且对胃溃疡有明显预防、抑制和（或）治疗作用的，具有良好口感的山药健脾药粥。

该健脾粥中最优选的方案为锅巴 500 份、山药 50 份、鸡内金 30 份、莲子 30 份、枸杞 20 份。150~200℃下烘干，研细、过筛、混匀。沸水或温开水冲调后食用。

本发明同时作为一种绿色健康食疗的方法，在防病、治病、养生、保健中均起到了重要作用。表 8-17 为一种山药健脾粥及其制备方法专利信息。

表 8-17　一种山药健脾粥及其制备方法

| 名称：一种山药健脾粥及其制备方法 | |
|---|---|
| 申请号：CN201410022524.0 | 申请日：20140117 |
| 授权公告号：CN103719873B | 授权公告日：20151104 |
| 主分类号：A23L1/30（2006.01）I | 发明人：吴萍；杨春光；胡不群 |

## 17. 一种助消化黑芝麻糊及其生产方法

本发明涉及一种助消化黑芝麻糊及其生产方法，属于食品加工技术领域。该助消化黑芝麻糊，其由以下重量份的原料组成：黑芝麻 80~120 份、山楂 20~30 份、香芋 10~20 份、枳椇子 2~4 份、生姜 1~4 份、刺梨 2~4 份、鸡内金 2~3 份、鸡内金

1~2 份、麦芽 3~5 份、桃树叶 1~3 份、山楂叶 2~3 份、蜂蜜 8~10 份、营养添加剂适量;所述营养添加剂由下列重量份的原料制成:甘草 0.5~1 份、菜芙蓉花 1~2 份、女贞子 1~1.5 份、绞股蓝 1.2~1.6 份、黄酒 20~22 份、葛根 10~15 份、火龙果 5~8 份、马齿苋 5~8 份。

本发明提供了一种助消化黑芝麻糊及其生产方法,本发明方法操作简单,配方合理,营养丰富,添加的生姜、刺梨、鸡内金等多种中药成分,使得本发明产品具有健胃消食、助消化的保健功效。表 8-18 是一种助消化黑芝麻糊及其生产方法的专利信息。

表 8-18　一种助消化黑芝麻糊及其生产方法

| 名称:一种助消化黑芝麻糊及其生产方法 | |
| --- | --- |
| 申请号:CN201410139195.8 | 申请日:20140409 |
| 授权公告号:CN103960704B | 授权公告日:20160706 |
| 主分类号:A23L25/00I | 发明人:江海涛 |

## 18.一种花芪制剂的制备方法

本发明公开了一种花芪制剂的制备方法,它由黄芪、地黄、太子参、山药、制黄精、山茱萸、五味子、松花粉、知母、黄柏、桑白皮、丹参、大黄、荔枝核、炒鸡内金、玉米须及辅料制备而成;本发明根据花芪制剂中各药物的性质,及该药物在方中所起的作用,对制剂的工艺进行了优化,采用先醇提后再水提的方法提取黄芪、山药、桑白皮和荔枝核,针对黄芪、山药、桑白皮和荔枝核醇提后的残渣,与太子参、知母、黄柏、玉米须、地黄和黄精,采用水煎煮提取后,先加入高岭土,后加入101 果汁澄清剂的方法;所述方法使得药物中有效成分含量高,临床疗效好,而多糖含量少,更适合糖尿病患者服用。表 8-19 是一种花芪制剂的制备方法的专利信息。

表 8-19　一种花芪制剂的制备方法

| 名称:一种花芪制剂的制备方法 | |
| --- | --- |
| 申请号:CN201210543577.8 | 申请日:20121214 |
| 授权公告号:CN102973831B | 授权公告日:20190301 |
| 主分类号:A61K36/899 | 发明人:张观福 |

### 19.一种治疗脾虚食滞引起的小儿厌食症的中成药

本发明属于中成药制药技术,具体是一种治疗脾虚食滞引起的小儿厌食症的中成药。

本发明由山楂、麦芽、鸡内金、山药、薏苡仁、白扁豆、陈皮、茯苓按比例加工制成, 其组分配比 (重量比) 为山楂:麦芽:鸡内金:山药:薏苡仁:白扁豆:陈皮:茯苓=(3.5~10):(3.5~10):(2.5~8):(2.5~8):(1.5~8):(1.5~5):(1~3):(1~3)。通过粉碎,渗漉,水煮醇沉,浓缩成浸膏和混匀加入甜味剂等辅料制成。本发明能有效治疗脾虚食滞引起的小儿厌食症。表 8-20 是一种治疗脾虚食滞引起的小儿厌食症的中成药的专利信息。

表 8-20　一种治疗脾虚食滞引起的小儿厌食症的中成药

| 名称:一种治疗脾虚食滞引起的小儿厌食症的中成药 | |
| --- | --- |
| 申请号:CN03117226.1 | 申请日:20030121 |
| 授权公告号:CN1327887C | 授权公告日:20070725 |
| 主分类号:A61K36/8998(2006.01) | 发明人:孔农 |

## 二、实用新型授权专利

### 1.一种手持式果蔬鸡内金激光信息采集机

本实用新型涉及果蔬鸡内金信息采集相关技术领域,具体为一种手持式果蔬鸡内金激光信息采集机。该手持式果蔬鸡内金激光信息采集机可手持采集果蔬鸡内金成品包装上的信息,能直观读取果蔬鸡内金成品包装信息,信息采集方便,且易安装,使激光采集器便于检修。表 8-21 为一种手持式果蔬鸡内金激光信息采集机专利信息。

表 8-21　一种手持式果蔬鸡内金激光信息采集机

| 名称:一种手持式果蔬鸡内金激光信息采集机 | |
| --- | --- |
| 申请号:CN202021380625.2 | 申请日:20200715 |
| 授权公告号:CN212809222U | 授权公告日:20210326 |
| 主分类号:G06K7/10 | 发明人:唐水华 |

### 2.一种醋淋功能的鸡内金炮制加工装置

本实用新型涉及一种醋淋功能的鸡内金炮制加工装置。

本实用新型专利有益效果:

(1)通过设置温度传感器,能够对装置本体内腔中的温度进行实时监测,避免装置本体内部温度过高而发生意外情况。

(2)通过设置水泵,能够通过启动水泵,将储液室内腔中的食醋进行抽送,以从输液管内运输,最终从喷头处对装置本体内腔中的鸡内金表面进行充分的喷洒食醋。

(3)通过设置滚轮,能够使装置本体旋转更加流畅,有效减少了旋转阻力。表8-22 为一种醋淋功能的鸡内金炮制加工装置专利信息。

表 8-22　一种醋淋功能的鸡内金炮制加工装置

| 名称:一种醋淋功能的鸡内金炮制加工装置 | |
| --- | --- |
| 申请号:CN201922121027.7 | 申请日:20191202 |
| 授权公告号:CN211410235U | 授权公告日:20200904 |
| 主分类号:A61K35/57 | 发明人:张晓薇;弓强 |

### 3.一种山楂鸡内金固体饮料原料热风循环烘箱

本实用新型公开了一种山楂鸡内金固体饮料原料热风循环烘箱,包括烘箱操作过程,通过自动门驱动装置开启自动门,依次抽出多个抽屉盒,将山楂鸡内金固体饮料原料存放到抽屉盒的内部,将多个抽屉盒通过滑块作用移动到滑槽的内部,将抽屉盒移动到两个支撑板之间,引风机一将烘箱的内部气体导入盒体的内部,通过蛇形加热丝接触加热,通过引风机二将盒体的内部热空气导入烘箱的内部,从而烘干山楂鸡内金固体饮料原料,当温度传感器能够识别烘箱的温度,通过显示屏显示,达到合适温度,关闭蛇形加热丝,该实用新型能够让烘箱的内部热空气形成流动,从而与山楂鸡内金固体饮料原料接触更均匀,烘干效率提高,操作简单,提高工作效率。表8-23 为一种山楂鸡内金固体饮料原料热风循环烘箱专利信息。

表 8-23　一种山楂鸡内金固体饮料原料热风循环烘箱

| 名称：一种山楂鸡内金固体饮料原料热风循环烘箱 | |
| --- | --- |
| 申请号：CN201821188720.5 | 申请日：20180726 |
| 授权公告号：CN208817877U | 授权公告日：20190503 |
| 主分类号：F26B9/06 | 发明人：吴益芳 |

## 4.一种果蔬鸡内金用二维运动混合机

本实用新型属于运动混合机技术领域,具体为一种果蔬鸡内金用二维运动混合机。其主要结构有底座,底座的顶部固定连接有对称设置的两个支撑座,支撑座的顶部设有转筒,转筒上转动套接有与支撑座对应的两个限位套,两个限位套的底部均与支撑座的顶部固定连接, 底座顶部的正中位置固定连接有驱动电机,驱动电机的输出轴上固定连接有第一齿轮,两个支撑座相对一侧的顶部转动连接有传动轴。本实用新型通过减震结构的设置,有利于减缓二维运动混合机主体的震动,使二维运动混合机主体的减震能力得到了增强,同时保证了二维运动混合机主体能正常平稳地运行,有利于提高二维运动混合机主体的使用寿命。表 8-24 为一种果蔬鸡内金用二维运动混合机专利信息。

表 8-24　一种果蔬鸡内金用二维运动混合机

| 名称：一种果蔬鸡内金用二维运动混合机 | |
| --- | --- |
| 申请号：CN202021380629.0 | 申请日：20200715 |
| 授权公告号：CN212999657U | 授权公告日：20210420 |
| 主分类号：F26B9/06 | 发明人：唐水华 |

## 5.一种果蔬鸡内金包装高效激光喷码机

本实用新型公开了一种果蔬鸡内金包装高效激光喷码机,包括喷码箱,喷码箱的内部设有集废槽,喷码箱的上端固定连接有电源,电源的输出端连接有第一连接电线,第一连接电线的输出端电性连接有烘干器,喷码箱的上方设有放置台,放置台与喷码箱固定有支撑柱,支撑柱上滑动套接有移动杆,移动杆上连接有激光喷码器,激光喷码器与电源之间设有第二连接电线,电源的输出端通过第二连接电线与激光喷码器的输入端电性连接。该果蔬鸡内金包装高效激光喷码机安拆操作简单,且果蔬鸡内金包装喷码后及时烘干,提高了喷码工作效率。

表 8-25    一种手持式果蔬鸡内金激光信息采集机

| 名称:一种手持式果蔬鸡内金激光信息采集机 | |
| --- | --- |
| 申请号:CN202021380521.3 | 申请日:20200715 |
| 授权公告号:CN213920312U | 授权公告日:20210810 |
| 主分类号:841J2/47 | 发明人:唐水华 |

# 参考文献

[1]罗贤圣.鸡内金价格闻风而动[J].全国药材商情,2004,(5):14-15.

[2]朱未来.中医药专利申请现状与发展趋势[J].安徽中医学院学报,1996,15(3):59-60.

[3]王俊文,高宏杰,赵英凯.中医药专利文献二次研究现状调查[J].世界科学技术–中医药现代化,2013,15(8):1780–1782.

# 附　录

# 临床鸡内金验方汇总

## 一、治疗消化系统疾病的验方

### (一)治疗消化不良、腹泻、呕吐

#### 1.食滞胃肠呕吐方

【组成】鸡内金 6g、焦山楂 6g、焦麦芽 6g、焦神曲 6g。

【功效与作用】健脾和胃,消食导滞。

【主治】小儿伤食呕吐。

【用法】水煎,每日 1 剂,分 2~3 次服。

#### 2.呕吐外治方

【组成】莱菔子 12g、砂仁 12g、鸡内金 21g、葱白适量、生姜适量。

【功效与作用】消食止呕。

【主治】饮食积滞所致呕吐实证。

【用法】前 3 味共研细末,与生姜、葱白共捣烂敷脐上,常规方法固定,每日换药 1 次。

#### 3.饮食内滞腹痛方

【组成】小茴香 5g、鸡内金 3g、山楂炭 3g。

【功效与作用】破气行瘀,消积化滞。

【主治】肉食积滞所致的腹胀、腹痛。

【用法】共研细末,开水冲服,每日 3 次。

### 4.消食止泻(出处:《急难重症新方解》)

【组成】六曲 10g、焦楂 30g、制半夏 10g、茯苓 20g、猪苓 10g、陈皮 6g、莱菔子 6g、鸡内金 6g、炒白术 10g、泽泻 15g。

【主治】婴幼儿腹泻,或伴发热、呕吐、咳嗽等症状。

【用法】上药研细末,过 120 目筛,备用。每日 3 次,每次 2g,3 日为 1 个疗程。

### 5.康复肥儿散(出处:《中医报 1986 年 7 月 7 日第 2 版》)

【组成】炒淮山药 7 成、炒鸡内金 3 成。

【主治】消化不良。

【用法】研为极细末,装瓶备用。用时可掺在粥中,加少许糖(红白糖均可)与粥同食,每次 3g,每日早晚各服 1 次。

### 6.小儿复方鸡内金散(出处:《部颁标准》)

【组成】鸡内金 34g、六神曲 66g。

【功效与作用】健脾开胃,消食化积。

【主治】小儿因脾胃不和引起的食积胀满、饮食停滞、呕吐泻痢。

【用法】制成散剂。口服,小儿每次 0.5g,每日 3 次,周岁以内酌减。

### 7.鸡黄散二(出处:《普济方》卷二九九)

【组成】鸡内金适量、好黄连适量。

【主治】口舌有疮,日有虫食,膀胱有热。

【用法】鸡内金焙干,好黄连焙干。上药研为末。香油调敷尤妙。

### 8.鸡内金丸(出处:《圣济总录》卷四十九)

【组成】鸡内金 150g、栝楼根 150g。

【主治】膈消,膀胱有热,消渴饮水,下咽即利。

【用法】鸡内金(洗,晒干),栝楼根(炒)。上药研为末,炼蜜为丸,如梧桐子大。每次 20~30 丸,食后温水送下,每日 3 次。

### 9.健脾益胃止汗方(出处:《赵心波儿科临床经验选编》)

【组成】炒鸡内金 10g、焦麦芽 10g、淮山药 12g、炒白术 6g、煅牡蛎 10g、浮小麦 10g、使君子 10g、龟板胶 6g、云苓 10g、知母 6g、炙草 3g。

【主治】小儿脾虚多汗。

【用法】水煎服。

## 10.鸡金菔子丸(《六十年行医经验谈》)

【组成】鸡内金等分、莱菔子等分。

【主治】脾虚食少、厌食、不食、嗳腐、脘胀，脉滑有力，舌苔薄。或食积发热而并无其他原因可查明者。

【用法】分别研粉，然后混合再研，过 100 目筛，水泛为丸如莱菔子大，晒干瓶装。以塑料袋分装，每袋 30g，封口。10 岁以下儿童每次 1~2g，每日 2 次，开水送服。

## 11.健脾化痰丸(出处：《医学衷中参西录》)

【组成】生白术 60g、生鸡内金 60g。

【功效与作用】白术为健补脾胃之主药，然土性壅滞，故白术多服、久服亦有壅滞之弊；有鸡内金之善消瘀积者以佐之，则补益与宣通并用。俾中焦气化，壮旺流通，精液四布，清升浊降，痰之根底蠲除矣。

【主治】脾胃虚弱，不能运化饮食，以至于生痰，廉于饮食，腹中一切积聚。

【用法】生鸡内金去净瓦石糟粕。上药各研为细末，各自用慢火焙熟(不可焙过)，炼蜜为丸，如梧桐子大。每次 9g，开水送下。

## 12.贴积膏

【组成】鸡内金 135g、牵牛子 450g、阿魏 80g。

【功效与作用】消积化痞。

【主治】脾胃虚弱，宿食停滞引起的食积、乳积，腹大青筋，面黄肌瘦，嗜食异物，二便不调。

【用法】制成膏剂。加温软化，贴于脐腹上。

## 13.消化合剂(出处：《中西医结合儿科试用新方》)

【组成】白术 3g、茯苓 3g、木香 6g、砂仁 6g、白豆蔻 6g、香附 3g、焦三仙 30g、鸡内金 45g、秦皮 9g、陈皮 6g、车前子 9g、泽泻 6g、木通 3g、甘草 4.5g。

【主治】小儿迁延性消化不良，慢性肠炎。

【用法】上方加水 500mL，煎至 90mL 即成。7~12 个月龄每次服 10~15mL，1~1.5 岁每次服 15~20mL，1.5~3 岁每次服 20~30mL，每日 3 次，7 天为 1 个疗程。

备注：本合剂不仅对迁延性消化不良有效，而且对急性消化不良也有很好的疗效。可随症加减。久病体虚者加人参 2g;呕吐频繁者加半夏 3g;服药 3 天后,如腹泻仍不止者,加白芍 6g,并将车前子加量至 15g。

## (二)治疗小儿厌食症

### 1.消化散[出处:《家庭医生》,1986,(9):46]

【组成】炒神曲 10g、炒麦芽 10g、焦山楂 10g、炒莱菔子 6g、炒鸡内金 5g。

【主治】小儿厌食症。

【用法】共研细末,加淀粉 1~3g,用白开水调成稠糊状,临睡前敷于患儿脐上,再用绷带固定,次晨取下,每日 1 次,5 次为 1 个疗程。不愈者,间隔 1 周,再行第 2 个疗程。

备注:应酌情加减。兼有乳食停滞加陈皮 6g、酒大黄 5g;兼有脾湿中困,加白扁豆 10g、薏苡仁 10g;兼有先天不足,加人参 3g(或党参 6g)、干姜 5g、炙甘草 6g;兼有脾胃虚弱者加党参 10g、山药 10g、白术 6g;兼有恶心、呕吐,加半夏 6g、藿香 6g、枳壳 6g;兼有大便稀溏,加苍术 10g、诃子 6g。

### 2.运脾散(出处:《普济方》卷二十二引《十便良方》)

【组成】缩砂 1 两、白术 1 两、人参 1 两、藿香 1 两、肉果 1 两、丁香 1 两、神曲 1 两、甘草 5 钱。

【主治】小儿厌食症。

【用法】将上药共磨成细粉。2 岁以下每次服 1g,3~5 岁每次服 1.5g,每日 3 次。服时加用适量蜂蜜调和后开水冲服。15 天为 1 个疗程,一般可服 2~4 个疗程。

### 3.三甲散(出处:《名医特色经验精华》)

【组成】炙鳖甲 30g、炙龟板 30g、炙穿山甲 30g、鸡内金 30g、炒槟榔 30g、砂仁 2g、番泻叶 3g。

【主治】小儿厌食症,实滞型。

【用法】共研细粉。1 岁每次服 1g,每日 3 次,开水冲服。

### 4.五儿宝(出处:《中医报 1987 年 2 月 7 日第 2 版》)

【组成】太子参 10g、陈皮 10g、九香虫 7.5g、鸡内金 7.5g。

【主治】小儿厌食症。

【用法】上药干燥后,研成细末,装入胶囊,每日 2 次,每次 3 粒,枣汤送服。

### 5.增食灵(出处:《中医报 1987 年 2 月 7 日第 2 版》)

【组成】扁豆 10g、山药 10g、白术 10g、鸡内金 10g、砂仁 5g、山楂 15g、麦芽 15g。

【主治】小儿厌食症。

【用法】上药干燥后,研成细末,装入胶囊,每日 2 次,每次 2 粒。

### 6.黄金白药散(出处:《中医报 1987 年 7 月 7 日第 2 版》)

【组成】炙黄芪 6g、炙鸡内金 6g、焦白术 6g、五谷虫 6g、炒山药 10g。

【主治】小儿厌食。

【用法】每天 1 剂,用时研末,以糖开水冲服 3 次。

### 7.消化不良方(出处:《蒲辅周医疗经验》)

【组成】焦三仙 1 份、鸡内金 2 份、山药 3 份。

【主治】小儿厌食症。

【用法】焦三仙、鸡内金、山药用量比例为 1:2:3,上药共研为细末,每次服 1.5~4.5g,红糖水送服,每日 2 次。

### 8.增食冲剂[出处:《山西中医》,1991,7(3):25]

【组成】陈皮 10g、香附 10 g、鸡内金 6 g、炒枳壳 10 g、山药 10 g、郁金 10 g、焦山楂 10 g、甘草 6 g。

【功效与作用】健脾行气,消积和中。

【主治】小儿厌食。

【用法】上药共研为细末,装入袋中,每袋 10 g。1~3 岁,每次 5 g,每日 2 次;3~6 岁,每次 5g,每日 3 次;6~14 岁,每次 10g,每日 2 次。1 个月为 1 个疗程。

### 9.启脾汤[出处:《陕西中医》,1992,13(7):295]

【组成】党参 6 g、山药 6g、菖蒲 4g、郁金 4g、杏仁 3g、木香 3g、枳壳 3g、槟榔 3g、鸡内金 3g、莪术 2g、牵牛子 2g、大黄炭 2g、花椒 1g、肉桂 1g。

【功效与作用】水煎,于早、中、晚饭前各服 1 次。随证加减:舌边尖红者去木香,加炒二花 5g;舌苔厚腻者去木香加藿香,3g;尿黄或浑浊者加滑石 4g;烦躁多动者加蝉衣、白芍各 4g;汗多者加浮小麦 10g。

【主治】小儿厌食症。

## (三)疳证

### 1.五谷虫煎[出处:《家庭医生》,1986,(7):32]

【组成】五谷虫 9g、鸡内金 9g、独脚金 9g、使君子 9g、甘草 6g。

【主治】疳证。

【用法】煎水代茶,每剂日分 3 次服。

### 2.疳积散(出处:《中医报 1987 年 9 月 27 日第 2 版》)

【组成】炙鳖甲 50g、炙山甲 50g、榧子仁 50g、鸡内金 50 g、生槟榔 50g、山楂 20g、神曲 20g、麦芽 20g、砂仁 10g、番泻叶 5g。

【主治】小儿疳积。

【用法】共研细末。1~3 月龄每次服 0.3g,周岁以内服 1g,4 岁以内服 2~3g,5~7 岁服 3.5~4g,每日服 3~4 次,煎服。6 月龄以上婴幼儿去药渣,6 月龄以上小儿连药渣服下,可加少量白糖。

### 3.鸡金散(出处:《中医小儿食物保健疗法》)

【组成】鸡内金适量。

【主治】疳积。

【用法】鸡内金用瓦片焙黄研末,开水送服,每次 1~2g。或加山楂 30g,水煎送服,每日服 2 次。

### 4.小儿疳疾重症方(出处:《中国现代医学家丛书:著名中医学家的学术经验》)

【组成】煅石燕 30g、煅石决 30g、煅牡蛎 30g、使君子 30g、胡黄连 15g、川厚朴 15g、鸡内金 15g。

【主治】小儿疳积重症。

【用法】研末,每日 6~12g,猪肝蒸服。

备注:眼疳加密蒙花、杭菊花、夜明砂;牙疳加紫草、赤芍、生地,外点《金匮》小儿疳虫蚀齿散。

### 5.疳疾散(出处:《沈绍九医话》)

【组成】白术 15g、鸡内金 15g、猪联贴 30g。

【主治】小儿疳积。

【用法】猪联贴焙干,和上药共研细末。每日饭后服 1.5~3g,汤水任下。

备注:猪联贴即猪脾脏。

## (四)治疗胃脘痛

### 1.滋胃饮(出处:《当代中国名医高效验方 1000 首》)

【组成】乌梅肉 6g、炒白芍 10g、炙甘草 3g、北沙参 10g、大麦冬 10g、金钗石 10g、丹参 10g、炙鸡内金 5g、生麦芽 10g、玫瑰花 3g。

【主治】阴虚胃痛。症见胃脘部痞胀隐痛或灼热而痛,食少乏味或嘈杂如饥而不欲食,甚至厌食不饥,或以进食酸味、甜味为舒,干呕泛恶,口干渴,大便干燥,舌干质红,苔薄欠润或苔少无津,脉细无力。

【用法】将上药放入容器内,加冷水浸过药面,15 分钟后即行煎煮,煮沸后改用微火,再煎 20 分钟,滤取药液约 300mL 服之。

### 2.二鸡散

【组成】鸡蛋壳炭 60g、干鸡内金 20g、丁香 20g。

【功效与作用】制酸消食,理气止痛。

【主治】胃脘痛。

【用法】先用适量的 95%乙醇洒在鸡蛋壳上,然后用火点燃,使鸡蛋壳完全成炭;再将鸡内金、丁香研成细末,三者混匀共研极细末,装入瓶内或装入胶囊备用。每次服 2~4g,日服 3 次,7 日为 1 个疗程。

### 3.疏肝和胃散(出处:《实用中医学》)

【组成】海螵蛸、浙贝母、红豆蔻、郁金、鸡内金、甘草、莨菪粉。

【主治】肝胃不和之胃脘痛伴吞酸者。

【用法】上方制成散剂,每次服 3g,每日服 2 次。

### 4.食滞胃脘胃痛方

【组成】鸡内金 10g、生山楂 10g、焦麦芽 10g、焦神曲 10g。

【功效与作用】消食导滞。

【主治】伤食呕吐。

【用法】水煎,每日 1 剂,分 2~3 次服。

### 5.胃阴亏虚胃痛方

【组成】鳖甲 8g、鸡内金 1g、穿山甲 2g、佛手 1g。

【功效与作用】养阴消食,活血止痛。

【主治】胃阴不足而致多种慢性胃痛疾病。

【用法】上药共研细末,为一日量,分 3~4 次服,用米汤送服。

## (五)治疗胃下垂

### 1.十三味暖胃汤

【组成】枳壳 20g、白芍 10g、延胡索 10g、川楝子 10g、白术 10g、神曲 10g(炒)、山楂 10g、党参 10g、黄芪 10g、鸡内金 10g、柴胡 3g、升麻 3g(炙)、炙甘草 3g。

【功效与作用】温胃健脾。

【主治】胃下垂。

【用法】将上药用水煎煮 2 次,分别滤渣取汁。每日 1 剂。

### 2.疏肝益气方

【组成】柴胡 3g、炙升麻 3g、炙甘草 3g、枳壳 20g、白芍 10g、玄胡 10g、炒川楝 10g、白术 10g、炒神曲 10g、山楂 10g、黄芪 10g、鸡内金 10g。

【主治】胃下垂。

【用法】每剂煎 2 次,首次加水约 500mL,同法再煎 1 次,将 2 药液混合,分 2 次饭后服用。

【加减】上腹剑突下疼痛明显者加檀香 5g;进而食后腹胀加重者去党参,加太子参 20g;喜热食恶寒食者,加桂枝 3g、干姜 5g、麦芽糖 15mL;常叹气觉舒者加橘叶 5 片、生麦芽 10g;合并慢性胃炎,泛酸者加白及 10g、黄连 3g、吴茱萸 3g;伴肠鸣者加泽泻 5g;肝下垂者加醋制鳖甲 30g;病程长,上腹痛甚,频嗳气者加沉香 5g。

## (六)治疗十二指肠溃疡

### 煅瓦楞半夏方

【组成】煅瓦楞 48g、淮山药 36g、生姜半夏 36g、生甘草 27g、人参 24g、鸡内金 18g、茯苓 18g、川贝母 15g、砂仁 12g、肉桂 6g。

【功效与作用】温中健脾,治胃酸。

【主治】十二指肠溃疡。

【用法】每日 3~4 次。上药共研为细末,每次 4~6g 吞服。

# 二、治疗肝胆系统疾病验方

## (一)治疗肝脏疾病

### 1.茵陈四苓汤(出处:《杏苑生春》卷三)

【组成】茵陈 40g、茯苓 30g、生山楂 30g、泽泻 10g、白术 10g、砂仁 10g、陈皮 10g、鸡内金 12g。

【主治】急性病毒性肝炎。

【用法】水煎服。

【加减】热象偏重加黄芩、鱼腥草;黄疸深加金钱草、水牛角;呕吐严重加生姜汁。

### 2.解毒退黄汤[出处:《四川中医》,1987,(3):17]

【组成】青蒿尖 5g、茯苓 5g、鸡内金 5g、半夏 3g、山豆根 3g、川楝子 3g、甘草 3g、板蓝根 8g、淮山药 12g、白茅根 12g。

【主治】小儿急性黄疸性肝炎。

【用法】每日 1 剂,水煎分 3 次服。年龄在 6 岁以上可酌情加重用量。

### 3.半枝莲茵陈方

【组成】黄芪 40g、半枝莲 30g、茵陈 30g、淫羊藿 30g、虎杖 24g、土茯苓 20g、当归 20g、枳壳 15g、竹苑 15g、柴胡 12g、牡丹皮 12g、鸡内金 9g、甘草 6g。

【功效与作用】益气活血,解毒护肝,清热利湿。

【主治】乙型病毒性肝炎。

【用法】将上药用水煎煮,滤渣,取汁。每日 1 剂,连服 30 剂为 1 个疗程。

### 4.养血疏肝汤

【组成】当归 15g、茯苓 15g、白芍 15g、醋柴胡 10g、炒枳壳 10g、炒白术 10g、鸡内金 10g、炒麦芽 10g、焦山楂 10g、炙甘草 5g、紫河车 1 具。

【制法】将以上各药(除紫河车外)一起水煎,取药汤;紫河车研末。

【功效与作用】养血疏肝,益气健脾,和胃化滞。

【主治】乙型病毒肝炎表面抗原持续阳性者。

【用法】每日 2 次,每次取紫河车 2g,以煎好的药汤送服。

### 5.芪术灵芝汤

【组成】金钱草 30g、黄芪 20g、紫丹参 15g、灵芝 15g、车前子 15g、猪苓 12g、白术 12g、茯苓 12g、泽泻 12g、郁金 10g、鸡内金 10g、枳壳 10g。

【制法】将上药以水煎煮,取药汁。

【功效与作用】益气健脾,疏肝补肝,活血化瘀,利水消肿。

【主治】慢性乙型肝炎、肝硬化腹水,证属气虚血瘀,湿热内蕴,络脉受阻,三焦气化失利者。

【用法】每日 1 剂,分 2 次服。

### 6.渗湿利气汤[出处:肝硬化腹水证治[J].中医杂志,1985,(5):167-173]

【组成】郁金 9g、枳壳 9g、木香 9g、槟榔 9g、鸡内金 9g、泽泻 9g、青皮 6g、厚朴 6g、茯苓皮 12g、茯苓 12g、大腹皮 24g、砂仁 4.5g。

【功效与作用】行气软坚,健脾利水。

【主治】肝硬化腹水大部分已消,但胀满尚未减,消化功能差,并有腹痛等。

【用法】水煎服。

### 7.胆囊炎通用方

【组成】鸡内金 50g、大黄 20g。

【功效与作用】疏肝利胆,清热利湿。

【主治】胆囊炎。

【用法】共研细末,每次 10g,每日 3 次,黄酒送服。

## (二)治疗胆结石疾病

### 1.利胆排石汤[出处:《中医药信息》,1989,(1):25]

【组成】金钱草 30g、麦芽 30g、茵陈 15g、仙鹤草 12g、虎杖 12g、鸡内金 12g、白芍 12g、黄芩 10g、枳壳 10g、郁金 10g、三棱 10g、莪术 10g、山甲 10g、丹参 10g、柴胡 6g、甘草 6g。

【主治】胆囊炎、胆结石。

【用法】水煎服,每日 1 剂。

## 2.五金汤[出处：《四川中医》,1989,7(4):21]

【组成】金钱草 30g、仙鹤草 30g、海金沙 30g、麦冬 30g、地鳖虫 9g、炮甲珠 9g、桃仁 9g、郁金 9g、炒金铃子 9g、丹皮 9g、鸡内金 15g、白芍 24g、生地 24g。

【主治】慢性胆囊炎。

【用法】海金沙包煎。水煎服,每日 1 剂。

## 3.胆结石通用方

【组成】滑石 3g、延胡索粉 3g、鸡内金 3g、蒲公英 6g、木香 3g。

【功效与作用】清热,利胆,排石。

【主治】胆石症。

【用法】上药共研成细末,每日 2 次,每次 3g,温开水送服。

## 4.消石汤[出处：《新中医》,1989,21(7):26~28]

【组成】柴胡 15g、茵陈 20g、金钱草 30 个、郁金 12g、生鸡内金 6g、姜黄 10g、生大黄 10g。

【主治】胆石症。

【用法】水煎服,每日 1 剂,1 个月为 1 个疗程。

## 5.利胆排石通降汤(出处：《百病奇效良方妙法精选》)

【组成】柴胡 15g、木香 15g、郁金 20g、白芍 20g、枳壳 30g、生鸡内金 25g、金钱草 25g、大黄 10g、芒硝 10g、硝石 5g。

【主治】胆石症。

【用法】大黄后下,芒硝冲服,硝石火硝。每日 1 剂,水煎服。若大便燥结甚,大黄改 20g。

## 6.胆道残石汤(出处：《当代中国名医高效验方 1000 首》)

【组成】陈皮 4.5g、枳壳 9g、鸡内金片 10 片、木香 9g、茵陈 12~15g、虎杖 12~15g、生大黄 3~9g、元明粉 6~9g、生山楂 9~12g。

【主治】胆道术后残余结石。

【用法】每日 1 剂,水煎分 2 次服。

# 三、治疗泌尿系统疾病验方

## (一)治疗肾结石

### 1.湿热内蕴肾结石方

【组成】金钱草 10g、海金沙 10g(布包)、鸡内金 15g。

【功效与作用】清热利湿,攻坚排石。

【主治】肾结石。

【用法】水煎代茶饮。

### 2.瘀血内阻肾结石方

【组成】鸡内金 50g、海金沙 25g。

【功效与作用】活血散结消石。

【主治】气滞血瘀型肾结石。

【用法】将两味药研极细末,每次 2g,每日 3 次,用温开水送服。

### 3.肾结石通用方

【组成】黑豆 30g、山楂 30g、琥珀 30g、鸡内金 30g、车前子 30g。

【功效与作用】解毒活血,利尿排石。

【主治】肾结石。

【用法】将上药研末,每次 6g,每日 2 次,温开水送服。

### 4.肝肾亏虚肾结石方

【组成】黑豆 30g、核桃仁 30g、琥珀 30g、鸡内金 30g、车前子 30g。

【功效与作用】补肝益肾,利尿排石。

【主治】肾结石。

【用法】将上药共研为细末,每次 6g,每日 2 次,温开水送服。

## (二)石淋

### 加减石韦散(出处:《百病奇效良方妙法精选》)

【组成】金钱草 60g、珍珠母 60g、石韦 30g、冬葵子 30g、海金沙 15g、海浮石

15g、鸡内金 15g、瞿麦 9g、木通 9g、滑石 9g。

【主治】石淋。

【用法】每日 1 剂,水煎服。

## (三)治疗尿路结石

### 1.珍金汤[出处:《新中医》,1977,(4):35]

【组成】珍珠母 60g、鸡内金 12g、路路通 15g、王不留行 12g、海金沙 15g、海浮石 15g、小茴香 9g、杧果核 2 个、泽泻 12g、麦冬 9g、丝瓜络 12g。

【主治】尿路结石。

【用法】水煎服,每日 1 剂。

### 2.金龙排石汤[出处:《新中医》,1988,20(6):36]

【组成】鸡内金 9g、金钱草 30g、火硝 6g、硼砂 4g、白芍 30g、怀牛膝 12g、广地龙 12g、茯苓 15g、泽泻 10g、车前子 10g、滑石 30g、生甘草梢 9g。

【主治】尿路结石。

【用法】火硝冲服,硼砂冲服。水煎服,每日 1 剂。

### 3.排石汤[出处:《四川中医》,1988,6(7):32]

【组成】石韦 24g、冬葵子 12g、金钱草 40g、海金沙 20g、生大黄 15g、车前子 12g、鸡内金 12g、木通 12g、川牛膝 12g。

【主治】尿路结石。

【用法】生大黄后下。水煎服,每日 1 剂。

### 4.通络排石汤(出处:《刘炳凡经验方》)

【组成】金钱草 30g、六一散 15g(包)、火硝 4.5g(分兑)、桃胶 30g、白芍 12g、八月札 12g、当归 9g、郁金 5g、鸡内金 3g。

【功效与作用】益气活血,通络排石。

【主治】尿路结石。

【用法】水煎服。

## (四)治疗遗尿

### 1.金泡散(出处:《简易中医疗法》)

【组成】鸡内金2个、猪尿泡1只。

【主治】小儿遗尿,虚热者。

【用法】将鸡内金焙枯,研成细末;猪尿泡烘干,研成末。混合,在睡时以开水(略加一点酒)分2~3次送下。

### 2.加味五子衍宗丸

【组成】枸杞子30g、覆盆子20g、菟丝子30g、车前子10g、五味子10g、鸡内金30g、益智仁30g、补骨脂30g。

【主治】遗尿。

【用法】脾虚加山药30g;肾阳虚加巴戟天30g;先天不足加鹿茸20g;气虚自汗加黄芪20g。上药共研细末备用。每日3次,3~6岁每次3g,7~9岁每次5g,12岁以上每次6g。淡盐汤送下。7天为1个疗程,一般服1~3个疗程即可痊愈。

### 3.鸡内金散(出处:《三因极一病证方论》卷十二)

【组成】鸡肫胵1具并肠。

【主治】遗尿及小儿食积。①《三因极一病证方论》,尿床失禁;②《校注妇人良方》,气虚尿床;③《证治准绳女科》,产后尿床失禁;④《幼科金针》,小儿食积。

【用法】鸡肫胵净洗烧为灰,男用雌者,女用雄者。上药研为细末。每次服1.5g,酒饮调下。

# 四、治疗内分泌系统疾病验方

## (一)治疗糖尿病

### 1.枸杞子丸

【组成】鸡内金75g、麦冬75g、枸杞子50g、茯苓50g、牡蛎50g、黄芪50g、泽泻25g、牡丹25g、山茱萸25g、瓜蒌根1.5g、桑螵蛸1.5g、车前子1.5g、蜂蜜适量。

【制法】将上药研为细末,炼蜜为丸,如梧桐子大。

【功效与作用】补益肝肾,益气养阴,收敛固涩。

【主治】糖尿病,症见久渴不愈,困乏,小便滑数,心神虚烦。

【用法】鸡内金微炙;麦冬去心,焙;牡蛎煅;黄芪锉;桑螵蛸微炒。每服 30 丸,食前以粥饮送下。

## 2.参麦六鲜饮[出处:《山东中医杂志》,1987,(4):42]

【组成】西洋参 3g、麦冬 15g、鲜天花粉 100g、鲜葛根 60g、鲜藕 60g、鲜梨 1 个、鲜橘 1 个、大生地 30g、生山药 30g、乌梅肉 15g、肥知母 10g、鸡内金 10g。

【主治】糖尿病。

【用法】西洋参研冲,鲜梨连皮切 4 瓣,鲜橘连皮切 4 瓣,鸡内金研冲。水煎 2 次,分 3 次服,每日 1 剂。病至后期加肉桂 0.5g。

## 3.花粉知母汤

【组成】天花粉 30g、知母 30g、淮山药 50g、鸡内金 20g、生地黄 20g、玄参 15g、天冬 15g、麦冬 15g、五味子 15g。

【制法】将上药以水煎煮,取药汁。

【功效与作用】滋阴生津,止渴降糖。

【主治】老年性糖尿病。

【用法】每日 1 剂,分 2 次服。

# 五、治疗妇科疾病验方

## (一)治疗乳腺疾病

### 化瘀通经散(出处:《医学衷中参西录》下册》)

【组成】炒白术等份、天门冬等份、生鸡内金等份。

【功效与作用】消癥瘕,通经闭。

【主治】癥瘕坚结,月事不通。

【用法】上药研为细末。每次 9g,开水送下,每日 2 次;山楂片 9g 煎汤,冲化红糖 9g,以之送药更佳。鸡内金消瘀通经;伍以白术者,恐脾胃虚弱,不任鸡内金之开通也;更辅以天门冬者,恐阴虚有热,不受白术之温燥也。

## (二)治疗妇科疾病

### 棱莪七味散[出处:《吉林中医药》,1986(6):16]

【组成】三棱 15g、莪术 15g、知母 15g、花粉 20g、鸡内金 5g、鸡血藤 50g。

【主治】慢性盆腔炎。

【用法】鸡内金捣碎冲服。水煎服,血瘀兼湿热加黄柏、连翘各 20g,银花 40g;血瘀兼寒加党参、黄芪各 25g,肉桂 15g,白术 20g。

# 六、治疗口腔、咽喉疾病验方

### 1.鸡金山甲蛋(出处:《食物疗法》)

【组成】鸡内金 1g、穿山甲 0.1g、鸡蛋 1 个。

【主治】小儿流口水。

【用法】将鸡内金、穿山甲共研细末,装入鸡蛋内搅匀,用面包住,将蛋烧熟吃下,每次吃 1 个,每日 2 次。

### 2.急性扁桃体炎外治方

【组成】鸡内金 15g。

【功效与作用】清热软坚,解毒利咽。

【主治】肺胃蕴热而致急性扁桃体炎。

【用法】将鸡内金洗净,晾干(或晒干),磨成粉,用鹅毛管 1 根,剪成马蹄口状,装上药粉少许吹于患侧扁桃体,每日 3 次。用此法治疗急性扁桃体炎可在 2~4 日痊愈。早期治疗,效果更佳。

### 3.金锁匙(出处:《活人心统》卷三)

【组成】鸡内金适量、冰片适量。

【主治】咽喉作痛,风热肿痹。

【用法】鸡内金烧灰存性,研末,吹之。

### 4.来泉散(出处:《回生集》卷上)

【组成】雄黄 3g、鸡内金 3 个、生白矾 3g。

【主治】乳蛾。

【用法】鸡内金焙脆存性。上药研为细末,入瓶收贮听用。令患者先用凉水漱口,将药用竹管吹至喉中,即吐涎水碗许,其痛立止。

# 七、治疗其他疾病验方

## 1.山药芝麻方

【组成】山药 960g、炒酸枣仁 480g、黑芝麻 400g、赤小豆 360g、柏子仁 360g、鸡内金 30g。

【功效与作用】补肝肾,益精血。

【主治】风湿性心脏病。

【用法】将上药共研细末。早、晚饭前服 30g,以开水调为糊状服用。

## 2.紫沙方(出处:《古今偏方精选 520 例》)

【组成】沙参 9g、紫菀 15g、桔梗 10g、百部 10g、夏枯草 15g、陈皮 10g。

【主治】浸润性肺结核。

【用法】水煎 2 次,混合分 2 次服。

## 3.百日咳外治方

【组成】大黄 6g、芒硝 6g、莱菔子 9g、鸡内金 9g、厚朴 9g。

【主治】伤食而致百日咳,症见咳嗽,吐乳食痰涎,胸腹胀满,不思乳食,吞酸,大便酸臭或秘结,睡卧不安,舌苔白厚,脉滑,指纹沉滞。

【用法】上药共为细末,用温开水调成糊备用。用时取药糊适量,敷贴于患儿肚脐上,外以纱布覆盖,胶布固定,每晚贴药 1 次,病愈为止。

## 4..养阴清热汤(出处:《中医临床验方集》)

【组成】青蒿 9g、鳖甲 6g、石膏 20g、知母 15g、鸡内金 6g、地骨皮 10g、桑白皮 10 g、大黄 7.5g、谷芽 9g、甘草 7.5g。

【主治】小儿长期发热。本方药量为 6 岁以上儿童量。

【用法】水煎服。每日 1 剂,分 3 次服,连服 6 剂。

### 5.理脾健运汤

【组成】白术 10g、茯苓 20g、泽泻 12g、桂枝 6g、半夏 10g、厚朴 10g、砂仁 8g、木香 6g、薏苡仁 30g、玉米须 30g、山楂 15g、鸡内金 10g。

【功效】温中健脾,祛痰化湿。

【主治】肥胖病,属痰湿瘀阻者。症见肥胖体形,下肢轻度水肿,舌体胖大,舌质淡红,舌苔白腻,脉象濡缓。

【用法】水煎服,每日 1 剂,早晚各服 1 次。

### 6.一味内金粉[出处:《中医杂志》,1988,29(12):66]

【组成】鸡内金 100g。

【主治】斑秃。

【用法】炒鸡内金,研极细末,每服 1.5g,每日 3 次,饭前温开水送服。

### 7.寻常疣通用方

【组成】鸡内金 1 枚。

【功效与作用】活血消积。

【主治】皮肤良性小赘生物。

【用法】取鲜鸡内金揉擦患部,每日数次。若 1 次未愈,可连续治疗。

### 8.实脾丸[出处:《中医杂志》,1986,27(3):38]

【组成】党参 120g、白术 100g、薏苡仁 300g、木香 100g、冬瓜皮 300g、当归 100g、血藤 200g、云苓 120g、生地 120g、鸡内金 100g。

【主治】黄褐斑。

【用法】上药共研细末,炼蜜为丸,每丸重 10g,每次 1 丸,每日服 3 次。

### 9.雀斑通用方

【组成】薏苡仁 20g、冬瓜皮 20g、鸡血藤 20g、党参 10g、茯苓 10g、白术 10g、木香 10g、当归 10g、鸡内金 10g。

【功效与作用】健脾化湿。

【主治】雀斑、黄褐斑,属脾胃气虚、中焦湿阻者。

【用法】上药共为细末,炼蜜为丸,每次 10g,每日 2 次口服。

## 10.黄连蛇皮散(出处:《祖传秘方大全》)

【组成】川连 6g、蛇皮 6g、枯矾 6g、鸡内金 3g。

【主治】耳周皮肤糜烂。

【用法】上四味共为散,用香油调涂患处。

## 11.乌金散(出处:《医钞类编》卷九)

【组成】鸡内金不拘多少、紫金皮 9g、五灵脂 9g。

【主治】蛊胀。

【加减】血蛊,加玄胡子 9g。

【用法】上药研为末,水调服。

## 12.足跟痛通用方

【组成】金钱草 50g、冬葵子 10g、鸡内金 10g。

【功效与作用】祛湿、清热、止痛。

【主治】腰痛和足跟痛。

【用法】水煎金钱草、冬葵子,用其煎液送服鸡内金末,每日 1 剂,分 2 次服。